MALADIES CHRONIQUES.

NOTICE

SUR

L'ÉTABLISSEMENT HYDROTHÉRAPIQUE D'AUVERGNE

SUIVIE D'UN

RÉSUMÉ DES RÉSULTATS OBTENUS

DANS CETTE

MAISON DE SANTÉ

FONDÉE ET DIRIGÉE

A BRIOUDE (Haute-Loire)

PAR

Le docteur ANDRIEUX, de Brioude,

Membre de diverses Sociétés savantes de Paris, — de la Société médico-chirurgicale de Montpellier, — de la Société de médecine de Lyon, — de la Société académique de Nantes, — de la Société de médecine de Bordeaux, — de la Société académique du Puy, — de la Société des sciences médicales de la Moselle, — de la Société de médecine de Nîmes, — de la Société médicale d'Indre-et-Loire, — de la Société de médecine de Nancy, — de la Société médicale de Douai, — de la Société médico-chirurgicale de Bruges (Belgique), etc., — médecin des épidémies, — membre du Conseil de salubrité, — ancien rédacteur en chef des Annales d'obstétrique, des maladies des femmes et des enfants, — ancien professeur de l'École pratique, — directeur de l'établissement hydrothérapique central d'Auvergne, — maire de Brioude, etc., etc.

PARIS,

Victor MASSON, 17, place de l'École de Médecine.

BRIOUDE,
A l'Établissement Hydrothérapique.

CLERMONT-FERRAND,
A la librairie Catholique.

1857.

MALADIES CHRONIQUES.

ETABLISSEMENT CENTRAL D'AUVERGNE,

MAISON SPÉCIALE DE SANTÉ.

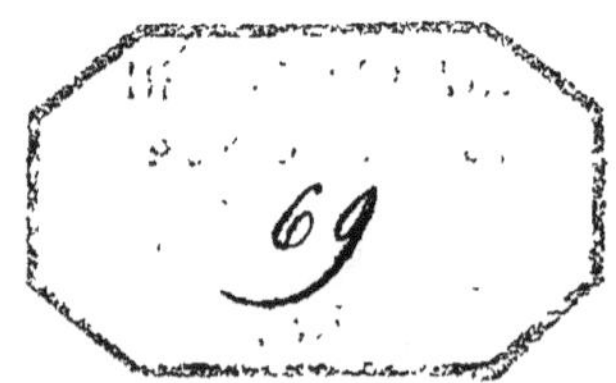

MALADIES CHRONIQUES.

NOTICE

SUR

L'ÉTABLISSEMENT HYDROTHÉRAPIQUE D'AUVERGNE

SUIVIE D'UN

RÉSUMÉ DES RÉSULTATS OBTENUS

DANS CETTE

MAISON DE SANTÉ

FONDÉE ET DIRIGÉE

A BRIOUDE (Haute-Loire)

PAR

Le docteur ANDRIEUX, de Brioude,

Membre de diverses Sociétés savantes de Paris, — de la Société médico-chirurgicale de Montpellier, — de la Société de médecine de Lyon, — de la Société académique de Nantes, — de la Société de médecine de Bordeaux, — de la Société académique du Puy, — de la Société des sciences médicales de la Moselle, — de la Société de médecine de Nîmes, — de la Société médicale d'Indre-et-Loire, — de la Société de médecine de Nancy, — de la Société médicale de Douai, — de la Société médico-chirurgicale de Bruges (Belgique), etc., — médecin des épidémies, — membre du Conseil de salubrité, — ancien rédacteur en chef des Annales d'obstétrique, des maladies des femmes et des enfants, — ancien professeur de l'École pratique, — directeur de l'établissement hydrothérapique central d'Auvergne, — maire de Brioude, etc., etc.

PARIS,

Victor MASSON, 17, place de l'École de Médecine.

BRIOUDE,
A l'Établissement Hydrothérapique.

CLERMONT-FERRAND,
A la librairie Catholique.

1857.

NOTE.

J'aurais mieux fait, peut-être, de retarder la publication de cet écrit : il eût été, je crois, plus avantageux pour moi de présenter un volume où j'aurais cherché à faire une attachante description des procédés du traitement que j'administre.

Je subis la double exigence d'une clientèle étendue et de la direction d'une maison importante ; je courrai donc le risque de faire attendre encore un travail complet. Je tenais, cependant, à faire connaître l'organisation d'un établissement qui m'a coûté beaucoup de temps et de peine, et je me décide à livrer aux hasards de la critique cette rapide notice, pour laquelle je réclame de l'indulgence.

Les titres résumés qui l'accompagnent pourront offrir de l'intérêt; ils sont la substance d'observations soigneusement conservées et écrites par les malades eux-mêmes.

Avec du temps je ferai, j'espère, et plus et mieux.

Brioude, 15 avril 1857.

ANDRIEUX.

DESCRIPTION

DE L'ÉTABLISSEMENT.

J'ai été souvent interrogé sur l'organisation de l'établissement de Brioude : plus d'une fois on m'a adressé le reproche amical de ne rien publier, et tout récemment encore, à l'occasion d'un article publié dans la *Revue médicale*, le savant rédacteur de ce recueil a bien voulu en appeler à mon expérience. Malgré cela, malgré les choses flatteuses qui ont été dites au sujet de l'établissement d'Auvergne jusque dans l'enceinte de l'Académie impériale de médecine, j'ai gardé le silence. Voici mes motifs.

L'hydrothérapie était chose nouvelle parmi nous ; la plupart des travaux publiés étaient tellement entachés d'exagérations et d'éloges que l'on était en droit de douter de leur sincérité.

Avant que d'écrire, il fallait contrôler les faits avancés et en étudier de nouveaux, sous peine d'être exposé, plus tard, à se désavouer ou faire un pas en arrière, à moins de vouloir persévérer sciemment dans une erreur ou une opinion exagérée. Je ne regrette pas ma réserve, car dix années de pratique de l'hydrothérapie ont singulièrement modifié ma manière de voir, mes procédés et mes espérances.

L'industrialisme a laissé tomber sa main avide sur l'hydrothérapie : on a ouvert des boutiques pour le débit de l'eau froide comme pour le débit de la moutarde blanche ; on a mis en jeu de grands mots pour attirer le public; sous prétexte de rationalisme on a appauvri la méthode; on a foulé aux pieds l'expérience léguée par les siècles passés, on a méconnu la science; on a voulu tout guérir avec de l'eau froide, on a annoncé des résultats impossibles; et si l'on est parvenu à exalter quelques esprits enthousiastes, on a réussi surtout à jeter la défiance dans les esprits plus sérieux et plus réfléchis.

Dans tel établissement il n'est question que de douches; dans tel autre on emmaillote le malade depuis quatre ou cinq heures du matin jusqu'à dix et onze heures, tandis que chez le voisin on remplace le maillot de Priesnitz par une lampe placée sous un siège (moyen nouveau, dit-on, quoique connu dans tous les temps); on voit enfin dominer telle ou telle pratique selon qu'elle se trouve plus en rapport avec l'économie, avec l'exiguité du local, la rareté de l'eau, ou selon qu'il plaît au directeur industriel d'ordonner au directeur médical dans l'intérêt de la compagnie. Et on nomme cela l'hydrothérapie arrachée à l'empirisme, l'hydrothérapie *rationnelle!*

Au milieu de ce conflit, l'embarras des médecins a dû être grand, aussi en voit-on beaucoup hésiter avant de conseiller à leurs malades le traitement hydrothérapique; et ici je ne parle que des médecins haut placés, au courant du mouvement scientifique de tous les jours, au courant des hommes comme des choses. Beaucoup d'autres, malgré une valeur réelle, sont encore plus hésitants : ils ne connaissent l'hydrothérapie que de nom, ou bien ils sont tombés sur quelqu'un de ces livres dont je parlais il n'y a qu'un instant, et leur suspicion est légitime. Je ne parle pas des médecins qui, par parti pris, par paresse ou par jalousie, sont les ennemis quand même de tout progrès : ce sont les aveugles de la profession qui discutent sur les couleurs.

Je m'occupe en ce moment d'un travail clinique sur les maladies chroniques, et par suite sur l'application de l'hydrothérapie : mais, à mesure que je fouille dans mes cartons, je vois la besogne grandir, et l'heure de la publication s'éloigner. Ce sont ces motifs qui m'engagent, en attendant mieux, à faire connaître l'état de l'établissement de Brioude et le résumé des résultats obtenus dans quatre *centuries.*

Le travail que j'entreprends est comme le programme de celui que je prépare; il me fournit l'occasion de faire cesser toute confusion, et de dire que je ne crois pas qu'un seul remède, quelque variées qu'en soient les applications, puisse suffire pour combattre les maladies chroniques qui se présentent chaque jour dans la pratique si nombreuses, si variées et si complexes. Je tiens aussi à constater que l'établissement que j'ai fondé à Brioude n'est pas seulement un *Établissement Hydrothérapique*, mais encore, et surtout, une *Maison Spéciale dans laquelle, à côté des procédés hydrothérapiques appliqués de la manière la plus large, se trouvent réunis tous les moyens capables de contribuer pour une part quelconque à la guérison ou au soulagement des maladies chroniques.*

Les détails qui vont suivre fourniront, je l'espère, la preuve de ce que je dis.

L'établissement central d'Auvergne n'a point été créé tout d'un coup : c'est peu à peu, en tâtonnant, en tenant compte des besoins de chaque nouveau malade, que je suis arrivé à l'état actuel après avoir construit, démoli, reconstruit et augmenté sans cesse les moyens curatifs. L'établissement n'est pas aujourd'hui ce qu'il était il y a un an, il ne ressemble en rien à ce qu'il était il y a quelques années, il se modifie encore chaque jour. Ce résultat est la conséquence de grands sacrifices, et surtout d'une liberté absolue. Seul maître, seul propriétaire, je n'ai jamais eu à lutter contre une volonté étrangère ou autrement intéressée, et c'est là un immense avantage.

Il est difficile, sans un plan, de faire comprendre la disposition de l'établissement : je me borne donc à dire qu'il se compose de *dix-huit* corps de logis de diverses dimensions, communiquant à couvert, disposés autour des cours et jardins, et servant au traitement, au logement des malades et aux services généraux.

Il m'est impossible de dire quelle quantité d'eau peuvent fournir les sources, je n'ai jamais pu les épuiser; mais ce que je sais, c'est que *deux cent mille litres* de consommation journalière n'en ont jamais fait varier les niveaux.

Trois machines à feu fonctionnent dans l'établissement. La première est une machine à vapeur qui élève sans relâche l'eau qu'elle puise dans les sources et la dépose dans des réservoirs, d'où elle coule ensuite dans toutes les parties de la maison avec des chutes qui varient de trois à dix mètres. Au moyen d'une disposition toute particulière des bassins et des robinets, les divers services sont indépendants les uns des autres, et l'on peut, sans diminuer le volume des colonnes, alimenter à la fois les fontaines, les douches, les piscines, les baignoires, etc.

La chaudière de cette machine, en même temps qu'elle fournit la vapeur qui imprime le mouvement aux pompes, donne un second jet qui est lancé dans un grand réservoir en bois pour en chauffer l'eau; un troisième jet est dirigé, selon le besoin, ou bien dans les petites étuves humides et dans l'appareil à vapeur d'eau médicamenteuse, ou bien dans la grande étuve du bain russe, qui est chauffée aussi par le tuyau de dégagement.

La seconde machine est une chaudière qui communique par deux tuyaux de va-et-vient avec la cuve d'eau chaude. De la sorte, au moyen de la circulation continue qui s'établit entre le bassin et la chaudière, l'eau déjà chauffée par la vapeur empruntée à la grande machine arrive rapidement à la température de 90 à 95 degrés. Ce second appareil est disposé de manière à fournir au besoin de la vapeur, et il sert à la buanderie où le lessivage a eu lieu, à volonté, à la vapeur ou par arrosement.

La troisième machine à feu est un immense calorifère d'une disposition toute spéciale, qui fournit de l'air chaud à l'étuve sèche, à l'étuve à bains de vapeurs térébenthinées, et à celles ou s'administrent les vapeurs du goudron et des autres substances qui ne cèdent pas leurs principes médicamenteux à la vapeur humide. (Nous reviendrons bientôt sur les étuves humides et sèches.)

Le calorifère fournit aussi à l'étuve où sèche avec une grande rapidité le linge du traitement, et ses tuyaux de conduite sont disposés de manière à chauffer encore plusieurs pièces au rez-de-chaussée et au premier étage.

HYDROTHÉRAPIE PROPREMENT DITE.

LOTIONS, ABLUTIONS, AFFUSIONS, DRAPS MOUILLÉS, BAINS DE TÊTE, BAINS LOCAUX, ETC.

Tous ces exercices se pratiquent dans des cabinets ménagés sur l'une des faces des grandes salles de l'établissement. Les malades y sont à l'aise sous le rapport de la convenance, ils n'ont point à s'assujettir à de gênantes précautions pour éviter les éclaboussures, et la présence de robinets d'eau chaude et d'eau froide permet de pratiquer ces exercices à la température prescrite.

Les bains de tête et quelques bains locaux, qui exigeraient des positions gênantes, sont remplacés par de petites douches mobiles en nappe, et les malades se placent souvent aussi, tout simplement, sous les jets des fontaines qui coulent dans les diverses parties de l'établissement.

Les bains de pieds se prennent dans des bassins dont l'eau se renouvelle à volonté, et dont le fond, disposé en plan incliné, permet de baigner les pieds à une hauteur plus ou moins grande. Les bains de jambes se prennent dans une piscine disposée d'après le même système.

BAINS DE SIÉGE.

C'est aussi dans des cabinets ménagés dans les grandes salles, que se trouvent, selon les besoins, des bains de siége en bois, en zinc ou en ciment, dans lesquels arrive de l'eau chaude ou de l'eau froide, qui séjourne pendant toute la durée du bain ou se renouvelle par un courant continu. Au moyen de ces dispositions, il est extrêmement facile d'obtenir du bain de siége les effets variés qu'il est capable de produire.

DEMI-BAINS.

Ce sont de grandes baignoires qui servent à l'administration de ce moyen dont l'activité est considérable lorsqu'il est convenablement donné.

Dans certains cas, je fais passer le malade alternativement et deux ou trois fois, d'une eau de 25 à 30 degrés dans une eau froide. Pour cela, on emploie, selon que les patients sont plus ou moins ingambes, tantôt une seule baignoire dans laquelle l'eau chaude et l'eau froide se remplacent rapidement, tantôt deux baignoires jumelles garnies, l'une d'eau chaude, l'autre d'eau froide. Ce genre de demi-bain, que je nomme *alterné*, m'a souvent rendu de très-signalés services.

BAINS, PISCINES.

Les grands bains se prennent dans des piscines contenant de 16 à 24 mille litres d'eau. Deux sont placées dans des pièces contiguës aux grandes salles de traitement de chaque sexe; la troisième est près du bain russe, et une quatrième à côté de l'étuve sèche.

Toutefois, lorsqu'il s'agit de malades qui, pour un motif quelconque, doivent être isolés, les bains sont administrés dans des baignoires. Les personnes atteintes de maladies de la peau n'ont point de rapport avec les autres malades, et il leur est réservé des cabinets séparés munis de baignoires et de tous les appareils du traitement.

DOUCHES, LAVEMENTS, INJECTIONS.

Je suis, sans restriction, l'adversaire des douches placées à distance de l'établissement principal. Quelles que soient les raisons données pour justifier cette séparation, la vérité est toujours que l'on n'a pu faire autrement, faute d'eau ou faute d'espace. L'éloignement des douches prive les malades qui ne peuvent pas marcher, rebute beaucoup les ingambes au moment des grandes chaleurs et par les temps pluvieux ; de plus, la surveillance devient impossible et illusoire. Aussi, nos douches, au nombre de quatre et distinctes pour chaque sexe, sont-elles toutes dans l'établissement.

La douche des hommes, située dans un pavillon isolé, comprend trois pièces : le *vestiaire*, la *douche* proprement dite, et un *cabinet* pour douches ascendantes. Les jeux sont au nombre de cinq : une douche en *pluie fine*, une en *pluie d'averse*, deux *colonnes* pouvant mesurer un diamètre de huit à trente millimètres, enfin une *lance mobile* dirigée par le malade lui-même ou par le domestique. La hauteur des chutes est de trente-deux pieds environ.

La douche des dames, s'ouvant à l'extrémité d'une longue galerie couverte et à l'abri de tous les regards, offre à peu près la même disposition, mais elle possède en plus une *quatrième pièce* destinée aux injections.

Une troisième douche sert au bain russe : elle est organisée de telle façon, qu'en un instant le même jet peut donner de l'eau à toutes les températures, depuis l'eau la plus froide, jusqu'à l'eau la plus chaude. Ce genre de douche, que je nomme *perturbatrice* et que j'emploie souvent avec un grand succès, a reçu des malades le nom de *persécutrice* ou du *sorcier*. C'est là aussi que s'administrent les douches tièdes, tempérées et dégourdies, mises en usage pour habituer les nouveaux venus à l'eau froide, sans secousses et presque sans qu'ils s'en aperçoivent. C'est la douche *parlementaire* des malades.

Une quatrième douche, offrant les mêmes dispositions que la précédente, existe aussi dans une pièce voisine de l'étuve sèche.

Enfin, un tuyau mobile qui peut être introduit à travers le guichet de la porte, permet de doucher, dans l'étuve même du bain russe et sans déplacement, les malades qui ne peuvent pas marcher.

SUDATION, ENVELOPPEMENT.

L'enveloppement et la sudation se pratiquent dans des salles mesurant une surface de 140 à 180 mètres, et possédant chacune une piscine d'une capacité de 18 à 24 mille litres.

Sans en abuser, j'ajoute une très-grande importance à la sudation et à l'enveloppement : l'étendue des salles le prouve. Il s'agit, en effet, d'un moyen d'une grande valeur et capable de rendre de grands services. Cela se comprend, si l'on songe que nous désignons, par ce nom générique, depuis l'enveloppement dans le drap mouillé qui soustrait du calorique, jusqu'à l'enveloppement avec production de sueurs pendant deux heures et plus. On n'est pas partout convaincu de cette importance, tant pis : nous croyons être dans la bonne voie, et nous avons pour garants les résultats obtenus sur des malades qui avaient été précédemment traités sous d'autres directions. Mais cette partie du traitement exige des conditions qui ne peuvent se trouver réunies partout : immenses salles, énorme quantité d'eau froide, outillage nombreux, coûteux et d'un entretien difficile, eau bouillante à discrétion. Les pièces destinées à l'enveloppement ou à la sudation occupent ici, en y comprenant les galeries qui les précèdent, une surface de 400 mètres au moins; la quantité d'eau dépensée par les piscines s'élève à 50 ou 60 mille litres par jour, sans compter celle employée dans les baignoires, aux lotions, aux affusions, et aux demi-bains prescrits aux malades qui ne doivent point faire usage de la piscine. Nous pouvons chauffer et distribuer dans l'établissement 5 ou 6 mille litres d'eau bouillante, et le nombre des appareils employés est considérable.

La production d'une abondante transpiration offre souvent de grandes difficultés. J'ai vu chez moi, dans les premiers temps de mon établissement, et l'on voit ailleurs tous les jours, des malades attendre en vain, dans le maillot de Priesnitz, la sueur pendant cinq, six heures et plus. Aussi a-t-on cherché souvent des moyens capables de produire le résultat tant désiré et si peu obtenu.

Les uns font envelopper les malades dans leur lit même, et les surchargent de couvertures et d'édredons, après les avoir emmaillotés, garrottés, de manière à rendre tout mouvement impossible. Ce procédé, outre qu'il est pour tous les patients une vraie torture, a l'inconvénient d'infecter et de mouiller le lit de ceux sur lesquels il réussit, et de plus, lorsqu'ils ont transpiré, les malades se trouvent éloignés du lieu où ils doivent se baigner.

Quelques-uns ont essayé de la caisse dite à bains de vapeurs; d'autres ont imaginé d'asseoir les malades sur un fauteuil à claire-voie et, après les avoir enveloppés d'une couverture de laine, il allument sous le siége une lampe à alcool. Ce dernier procédé, qui, quoi que l'on en dise, est loin d'être nouveau, fatigue énormément et doit être suspendu au bout de quelques jours : il brise les malades, donne des maux de tête et produit des syncopes. Ce que je dis, je l'ai vu, et cela résulte aussi des aveux des partisans de ces moyens et de la défaveur qu'ils cherchent à jeter sur la sudation. Je ne puis m'empêcher d'ajouter que mes visites dans les établissements qui font transpirer les malades dans leurs lits ou qui emploient le fauteuil, m'ont convaincu que partout l'espace manquait pour faire autrement et mieux.

Je pourrais citer un établissemeut dans lequel chaque malade dispose à peine d'un petit cabinet qui n'a pas deux mètres de côtés, et où je n'ai pu découvrir qu'une très-petite piscine servant pour tous les cas et pour tous les malades.

Je l'ai dit, j'attribue par expérience une très-grande importance à la sudation, et j'ai été très-heureux le jour où j'ai imaginé mon appareil à sudation (1). Depuis ce moment, l'activité de l'établissement a doublé. Au bout d'un quart d'heure, d'une demi-heure, au plus, la transpiration est arrivée, et je puis, lorsque l'indication existe, pousser l'opération jusqu'à faire ruisseler la sueur sur le sol. Et, avantage inappréciable, les malades peuvent transpirer plusieurs mois de suite sans fatigue et sans interruption autre que le repos du dimanche.

L'application de *l'appareil* dit *à sudation* est ici la règle, mais j'en fais employer quelquefois un autre imaginé depuis peu, auquel j'ai donne le nom *d'appareil calorifère*, et qui consiste en un réservoir mobile dans lequel un courant d'air est fortement chauffé au moyen d'une lampe à esprit de vin et projeté dans le lit du malade. Ce dernier procédé est moins embarrassent, d'un usage plus commode, mais je le trouve plus fatigant. Dans certains cas, les deux appareils sont employés conjointement.

J'ai fait construire aussi les fauteuils à sudation dont je parlais il n'y a qu'un instant, mais plutôt comme collection que comme moyen très-employé. Je le réserve pour les cas dans lesquels je veux produire, par la chaleur, une vive et brusque perturbation. Ce moyen est employé tout au plus pour deux ou trois malades chaque année et pendant quelques jours seulement.

Enfin, je provoque la transpiration dans une étuve. Je m'occuperai bientôt de ce sujet, que je ne fais qu'indiquer ici pour compléter ce qui se rapporte à la sudation.

(1) Voir pour la description, ma notice à l'Académie.

MOYENS PRIS EN DEHORS DE L'HYDROTHÉRAPIE.

BAIN RUSSE, ÉTUVE HUMIDE.

L'utilité des étuves humides est un fait depuis longtemps reconnu. Les habitudes d'un peuple tout entier, les essais qui ont eu lieu chez nous, les services que ce moyen thérapeutique peut rendre, sont des motifs suffisants pour expliquer pourquoi j'ai voulu posséder un bain russe dans mon établissement.

Le BAIN RUSSE, qui occupe à lui seul un bâtiment spécial, se compose de *l'étuve* proprement dite, d'une *douche*, d'une *piscine* et du *vestiaire*.

L'étuve, vaste pièce voûtée qui mesure une surface de 24 mètres, est garnie sur les deux faces de gradins étagés sur lesquels les malades se couchent. La vapeur arrive par des tuyaux empruntés à la chaudière de la machine à vapeur, et l'air s'y renouvelle au moyen d'une énorme bouche de trente centimètres de diamètre qui verse sans relâche de l'air chaud. Des cheminées d'appel établissent un courant plus ou moins rapide au moyen duquel la température est graduée avec la plus grande facilité, et une fontaine placée vers le milieu d'un des côtés, devant une croisée, sert à la boisson et à l'alimentation des bassins dans lesquels les malades trempent les linges dont ils se couvrent la tête. La température moyenne varie de 30 à 42 degrès selon les cas, et se règle, selon l'indication, d'après des thermomètres placés à la portée du baigneur ou de la baigneuse.

BAINS DE VAPEURS HUMIDES MÉDICAMENTEUSES.

J'ai fait construire, à cet effet, une petite étuve toute spéciale. La vapeur arrive, avec une pression de deux atmosphères, à travers un réservoir surmonté d'une cassolette garnie de substances capables de céder leurs principes à l'eau. C'est là que s'administrent des vapeurs chargées du principe actif des produits du règne végétal, spécialement des plantes aromatiques, de la scille, de la digitale, des varechs et aussi de quelque produits minéraux, tels que l'iode et certains de ses sels, des chlorures, des sulfures, etc.

A côté de l'étuve, existe un cabinet muni d'un appareil par encaissement, destiné aux cas dans lesquels la muqueuse respiratoire doit être mise à l'abri du médicament.

ÉTUVE SÈCHE.

Si l'étuve humide est capable de rendre des services, l'étuve sèche, j'en suis certain, en peut rendre de plus grands encore. C'est là que les affections rhumatismales, dartreuses, certaines névralgies, et cette insurmontable atonie de la peau, si fréquente dans les affections chroniques, trouvent un puissant remède, lors surtout que ce remède est employé concurremment avec les pratiques hydrothérapiques.

Mon étuve sèche, qui peut recevoir à la fois plusieurs personnes, est chauffée par le grand calorifère dont j'ai parlé. J'ai voulu éviter ces appareils à fourneaux directs qui chauffent par les conduits de flamme ou de fumée passant sous le sol, et dont il est difficile de régler la marche. Comme la quantité d'air chaud versée est énorme, la soupape de la cheminée d'appel reste constamment ouverte, et permet un renouvellement rapide et incessant de l'air, qui n'est jamais vicié. La température de l'étuve se règle, en moyenne, entre 60 et 70 degrès; les malades s'y trouvent très à l'aise, et peuvent y séjourner jusqu'à 50 et 60 minutes. J'ai pu y rester 15 minutes avec une température de 85 degrés, et ma conviction est que l'on peut aller plus loin encore.

L'étuve sèche est souvent pour moi, ai-je dit, un moyen de provoquer une abondante sueur, et dans ces cas, après un séjour plus ou moins long, les malades vont continuer la transpiration sur un lit.

Le système de l'étuve sèche se compose de six pièces : le vestiaire, l'étuve, la douche, la piscine, et enfin deux chambres de sudation garnies de lits, l'une pour les hommes, l'autre pour les dames (1).

BAINS DE VAPEURS TÉRÉBENTHINÉES.

Depuis quelques temps l'attention des médecins a été appelée sur une forme de bain d'étuve sèche, désignée sous le nom de *bain de vapeur térébenthinée.* Les résultats annoncés ont dû me déterminer à ajouter ce nouveau moyen à ceux que possédait mon établissement.

Au moyen d'un appareil placé dans la chambre à air chaud, nous opérons la distillation des copeaux de pin, et au moyen de registres disposés d'une façon particulière nous pouvons à volonté, l'appareil étant chargé, envoyer des vapeurs résineuses dans l'étuve, ou les supprimer.

ÉTUVE A VAPEURS DE GOUDRON, DE TÉRÉBENTHINE, DE TOLU, D'IODE, ETC.

Mais ce ne sont pas seulement des vapeurs tirées des copeaux de pin que j'ai voulu pouvoir administrer : la médication par l'air chargé de substances médicamenteuses mérite de jouer un rôle plus large. C'est pour cela qu'une seconde étuve à courant d'air chaud extrait du grand calorifère a été construite, afin que, dans certains cas les malades soient soumis aux vapeurs de *tolu,* de *goudron*, de *soufre*, d'*iode*, de *chlore*, etc.

J'ai entrepris, au moyen des étuves dont je viens de parler, le traitement des maladies graves de la poitrine. Les résultats que j'ai déjà obtenus me font un devoir de continuer mes tentatives, d'augmenter, de modifier mon système, et je n'y manquerai pas. Incessamment je publierai un travail spécial à ce sujet.

(1) Les observations que j'ai pu faire au sujet de l'étuve sèche, de sa construction, de sa température énorme, en apparence, sont extrêmement remarquables ; je leur réserve, dans mon ouvrage, un chapitre spécial.

Je n'ai pas besoin d'ajouter que certaines maladies de la peau trouveront, dans l'usage de ces étuves, un remède de la plus haute importance.

APPAREILS INHALATOIRES.

L'administration des substances volatilisables, au moyen des étuves sèches et humides, ne peut être que momentanée; il est impossible de tenir constamment des malades dans ce milieu, à cette température, et cependant, pour produire de bons résultats, certaines substances, l'iode et le goudron par exemple, exigent un fréquent emploi à l'état de vapeurs. J'ai essayé les divers appareils imaginés jusqu'ici, et aucun d'eux n'a pu me satisfaire pleinement; j'ai donc cherché de mon côté, et je crois avoir atteint le but. Mon appareil est de la construction de l'habile fabricant Lüer (1).

APPAREILS HÉMOSPASIQUES.

La raréfaction de l'air atmosphérique a été mise à profit en médecine; les praticiens ont eu souvent à s'applaudir de l'emploi des grandes ventouses ou appareils Junot, la thérapeutique des maladies chroniques devait tirer parti de ce puissant moyen. Il est certains cas dans lesquels une dérivation énergique, souvent répétée, est de la plus grande utilité, je ne devais donc pas négliger ces agents, et l'établissement se trouve pourvu de plusieurs grandes ventouses.

(1) Nous ne faisons qu'indiquer ici ce qui se rapporte aux maladies graves de la poitrine et particulièrement à la phthisie. Nous publions, en ce moment, quelques articles spéciaux que plus tard nous réunirons en un corps d'ouvrage. Mais nous tenons à annoncer, dès aujourd'hui, qu'une partie de notre établissement est destinée aux malades atteints d'affections de poitrine. Les résultats que nous avons déjà obtenus nous font prévoir le moment prochain où nous annexerons à l'établissement principal une maison toute spéciale dans laquelle les malades trouveront réunis, pour toutes les saisons, les moyens de guérir ces cruelles maladies presque toujours abandonnées à elles-mêmes, par suite de la croyance erronée, malheureusement trop répandue, qui les fait considérer comme incurables.

BAINS D'AIR COMPRIMÉ.

Les travaux de MM. Tabarié, Pravas et Bertin ont annoncé au public médical les bons effets des bains d'air comprimé. Je ne partage pas toutes les espérances des auteurs que je viens de citer ; néanmoins, ne fût-il utile que dans un nombre de cas très-restreint, une chambre à air comprimé doit figurer parmi mes autres moyens.

APPAREILS ÉLECTRIQUES.

L'électricité, si souvent exaltée et si souvent abandonnée en médecine, a reçu dans ces dernières années une nouvelle consécration, et son emploi a été singulièrement régularisé, soit par des appareils plus maniables, soit par de nouveaux modes d'administration. Je dois déjà à l'application de ce puissant agent d'heureux résultats, et tous les jours j'en fais l'application sur quelques malades. Je possède des piles de diverses formes, une machine à plateau est à ma disposition, mais les appareils dont je me sers le plus habituellement sont ceux de MM. Breton, de M. Morin et un troisième qui m'est propre.

GYMNASTIQUE.

La gymnastique, qui faisait partie de l'éducation et des habitudes des peuples de l'antiquité, est trop négligée de nos jours, malgré un retour plus apparent que réel. Au point de vue de l'hygiène, comme au point de vue de la thérapeutique, la médecine trouve pourtant, dans les exercices corporels bien dirigés, de précieux auxiliaires, et c'est dans les affections générales, dans les maladies chroniques, que les avantages de l'exercice sont patents. Aussi n'avons-nous pas manqué de comprendre la gymnastique parmi nos moyens de curation. Mais peu

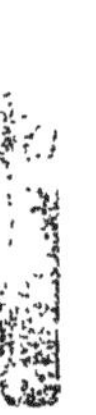

importe à mes malades de devenir aptes à faire des tours de force. Les sauts périlleux me tentent peu, je tiens peu à former des acrobates; il nous faut une gymnastique utile comme remède, des exercices rationnels; aussi me suis-je inspiré des idées de Clias, de Schræber, et surtout de Ling, le célèbre gymnasiarque suédois. Et afin que les exercices soient dirigés vers un but utile et toujours sans danger, j'ai attaché à l'établissement un professeur spécial qui surveillera les malades d'après mes indications.

APPAREILS A MOUVEMENT.

Dans certains cas, la gymnastique doit se limiter et s'adresser seulement à telle ou telle articulation. Cette indication est remplie au moyen d'appareils à mouvement, dont l'idée est puisée le plus souvent dans les ingénieux travaux du professeur Bonnet.

EAUX MINÉRALES.

On a dû voir que je ne suis point guidé par une idée exclusive, que je m'empresse d'accueillir et de rendre tributaires de l'établissement les moyens capables de concourir en quelque façon au traitement des maladies chroniques. Je ne puis donc méconnaître la valeur des eaux minérales. Je regrette, sans doute, comme bien des esprits sérieux, que beaucoup d'obscurité règne encore sur cette partie importante de la thérapeutique; je déplore les exagérations intéressées qui cachent la lumière et la vérité; mais, profitant des faits certains et de l'expérience, il m'arrive souvent de prescrire aux malades de l'établissement les eaux de diverses sources minérales et toujours les eaux naturelles, réduisant l'emploi des eaux artificielles à l'administration de quelques bains.

Telle est l'organisation de l'établissement de Brioude, telle est la nombreuse série des moyens qu'il possède pour combattre les maladies chroniques.

TITRES RÉSUMÉS D'OBSERVATIONS RECUEILLIES DANS L'ÉTABLISSEMENT.

(QUATRE CENTURIES.)

Mes observations sont rangées sous 24 titres, mais il est important de se souvenir que nous avons à faire à des maladies chroniques, et qu'il ne peut rien y avoir de très-absolu dans mon classement. Tel cas qui se trouve dans telle catégorie, présente, par exemple, des phénomènes qui le rapprochent de plusieurs autres.

SECTION 1re. — MALADIES DE L'ESTOMAC ET DES INTESTINS.

1. Très-ancienne affection du tube digestif; faiblesse, digestions difficiles, un peu de toux, constipation, vomissements, douleurs névralgiques à la face. *Guéri.*

2. Habitudes sédentaires, langue blanche, bouche mauvaise, appétit nul, digestions pénibles, constipation, affaiblissement considérable. *Guéri.*

3. Pesanteur d'estomac, lenteur de la digestion, angoisses, pesanteur aux lombes, constipation, pertes séminales, sommeil lourd; malade depuis 10 ans, insuccès des eaux thermales. *Guéri.*

4. Dérangement des fonctions digestives. *Guéri.*

5. Atonie du tube digestif, syncopes. *Guéri.*

6. Affection du tube digestif à symptômes graves ayant résisté à toutes les médications. *Observation très-intéressante.* *Guéri.*

7. Gastro-entérite chronique. *Guéri.*

8. Affection chronique du gros intestin, congestion hémorroïdale, suite de l'abus des drastiques, nosomanie. *Guéri.*

9. Affection très-ancienne de l'estomac, débilitation. *Traitement incomplet.* *Amélioré.*

10. Inappétence, vomissements après les repas, selles rares, maigreur extrême, surexcitation nerveuse. *Guéri.*

11. Constipation et diarrhée alternatives, sensation de brûlure à l'anus, gargouillement, éructations, mouvements fébriles, insomnie. *Traitement à reprendre.* *Amélioré.*

12. A la suite de quelques troubles de la digestion, traitement trop continué par les débilitants et la diète, digestions difficiles, constipation, vomissements, constitution délabrée. *Guéri.*

13. Constitution minée par de longues souffrances, digestions des plus pénibles, douleurs épigastriques constantes, maigreur excessive. *Traitement trop court.* *Amélioré.*

14. Atonie du tube digestif et générale consécutive, pas d'appétit, digestions extrêmement difficiles, alternatives de diarrhée et de constipation, sécheresse extrême de la peau, teint blafard, etc. *Guéri.*

15. Digestions difficiles, vomissements de matières glaireuses, constipation et diarrhée alternatives, enflure des jambes, bouffissure. *Guéri.*

16. Lésion organique de l'estomac avec tumeur manifeste. C'est presque malgré moi que le malade a suivi le traitement; une amélioration telle a eu lieu que j'ai cru un instant avoir porté un diagnostic erroné. Cette amélioration a duré un an. *Amélioré.*

17. Atonie du tube digestif et générale à la suite de traitements intempestifs; alimentation réduite à quelque peu de lait et de bouillon de veau. *Cas remarquable.* *Guéri.*

SECTION 2e. — GASTRALGIE.

1. Gastralgie liée à une grossesse chez une femme très-chétive. Cette observation est remarquable, non seulement par la cessation de l'affection de l'estomac, mais à cause de l'état de gestation. Les forces se sont rétablies avec les fonctions digestives. *Guéri.*

2. Gastralgie liée à un état nerveux général. *Guéri.*

3. Gastralgie, constitution excitable, faiblesse et amaigrissement extrêmes, insuccès de plusieurs traitements et des eaux. *Guéri.*

4. Gastralgie, quelques douleurs rhumatismales, maux de tête, chaleur dévorante, incapacité de travailler. *Guéri.*

5. Gastralgie, affaiblissement et maigreur extrêmes, perte d'appétit, digestions des plus pénibles, pertes séminales, découragement, insuccès de tous les traitements. *Traitement à reprendre.* *Amélioré.*

6. Gastralgie très-ancienne. *Guéri.*

7. Gastralgie remontant à plusieurs années, vomissements par accès; les digestions sont tantôt faciles tantôt pénibles; idées tristes, insuccès des eaux thermales. *Guéri.*

8. Gastralgie, chloro-anémie. *On avait cru à une lésion organique.* *Guéri.*

9. Gastralgie ancienne. *Guéri.*

10. Envie constante de vomir, chaleurs à l'épigastre, élancements sur tout le corps, hypocondrie. *Guéri.*

11. Gastralgie et entéralgie; surexcitation nerveuse. *On croyait à une maladie de matrice qui n'existait pas.* *Guéri.*

12. Gastralgie simple, inconstance qui fait que la malade court de médecin en médecin; surexcitation nerveuse, stérilité. *Je n'ai pu retenir la malade.* *Rien.*

13. Douleurs excessives après les repas, vomissements qui n'ont pas lieu si la malade reste au lit. Tous ces phénomènes morbides disparaissent après quelque temps de traitement, et la malade a quitté l'établissement malgré moi. *Sans nouvelles.*

14. Gastralgie, état nerveux. *Le traitement aurait dû être continué.* *Amélioré.*

SECTION 3e. — MALADIES DU FOIE ET DE LA RATE.

1. Affection du foie datant de dix ans prise pour une gastrite, reconnue par M. Prunelle. *Vichy sans succès.* *Guéri.*

2. Maladie du foie datant de loin, vomissements, digestions pénibles, impossibilité de se coucher sur le côté gauche. Mère morte d'une maladie de foie. *Vichy sans succès.* *Guéri.*

3. Engorgement considérable du foie avec douleur. *Guéri.*

4. Engorgement ancien du foie, jaunisses fréquentes, digestions pénibles, selles irrégulières. *Eaux minérales sans succès.* *Guéri.*

5. Affection du foie datant de 18 ans prise pour une gastrite, teint jaunâtre. *Insuccès de plusieurs eaux.* *Guéri.*

9. Affection du foie datant de 20 ans, méconnue quoique très-évidente; traitements intempestifs. *Guéri.*

7. Hépatite chronique. *Guéri.*

8. Affection grave du foie méconnue, ayant donné lieu à des phénomènes très-alarmants. *Magnifique résultat. Le traitement devra être repris.* *Amélioré.*

9. Engorgement considérable du foie. *Guéri.*

10. Engorgement de la rate, fièvre intermitente irrégulière, céphalalgie, constitution délabrée. Tous les traitements restés sans succès. *Cas très-remarquable.* *Guéri.*

SECTION 4e. — DÉBILITATION EXTRÊME.

Nota. — Cette section renferme des cas très-graves offrant des symptômes extrêmement multiples. Il eût été difficile de les ranger dans des catégories distinctes, car ils empruntent des manifestations à tous les systèmes. La chose dominante étant une *grande débilitation*, nous en avons fait une section séparée qui devient nombreuse. Parmi les malades qui la composent beaucoup gardaient le lit, d'autres pouvaient à peine marcher, et les moins atteints offraient des apparences très-alarmantes.

1. A la suite d'une affection du tube digestif traitée par les débilitants, de fluxion de poitrine et de grand travail, délabrement extrême, plus de digestion possible, toux continuelle; le malade était considéré comme phthisique. *Guéri.*

2. A la suite d'émotions vives, dérangement des fonctions digestives, surexcitation nerveuse extrême : deux ou trois cuillerées de lait coupé, chaque jour, pour toute nourriture; séjour continuel au lit, syncopes au moindre mouvement. *Observation des plus remarquables. Cette malade semblait n'avoir que quelques jours à vivre.* *Guéri.*

3. Saignées exagérées et à contre-temps, anémie consécutive, infiltration, sueurs profuses, vertiges, syncopes, pâleur extrême, toux, débilitation extrême. *Guéri.*

4. A la suite d'une fièvre grave, troubles dans la digestion, faiblesse excessive, nécessité de rester au lit pendant 12 heures par jour et de se coucher après chaque repas. *Guéri.*

5. Abus des saignées et des sangsues, abus des vêtements, transpiration constante, incapacité de faire le moindre exercice et de se ivrer au travail, obligation de passer la plus grande partie du temps au lit, faiblesse excessive, pas d'appétit. *Guéri.*

6. Constitution délabrée, amaigrissement et faiblesse excessifs, digestions et selles d'une difficulté inouïe, impressionnabilité au-delà de toute expression, sueurs profuses. *Guéri.*

7. Chlorose, traitements intempestifs, inertie de toutes les fonctions, bouffissure, sueurs, pas de règles, impressionnabilité extrême. *Guéri.*

8. Choléra en 1832; depuis, débilité générale extrême, douleurs intestinales, maux de tête, vertiges, extrémités glacées, pâleur chlorotique, digestions des plus mauvaises. *Guéri.*

9. Marasme, faiblesse excessive, perte du sommeil et de l'appétit, toux, pneumonie chronique. *Ce malade était considéré comme étant à ses derniers moments. Cas des plus remarquables.* *Guéri.*

10. Santé chancelante depuis l'âge de dix ans, rhumes fréquents, éruptions de furoncles, névralgies, dérangement des digestions, douleurs sur tout le corps : la malade était tombée dans un état de langueur et de faiblesse des plus inquiétants *Guéri.*

11. Débilitation extrême, surexcitation, anémie, palpitations à la suite de sangsues et de saignées répétées dans le traitement de diverses maladies. *Guéri.*

12. Maladie de la matrice, fausses couches, pertes considérables, traitements de toutes sortes, erreurs de diagnostic, atonie générale, impressionnabilité extrême, alimentation presque nulle, découragement. *Cas des plus intéressants.* *Guéri.*

13. Vie sédentaire, abus de vêtements, travail excessif, impressionnabilité portée au point d'obliger la malade d'être constamment auprès du feu, débilitation extrême. *Guéri.*

14. Débilitation extrême, conséquence d'un travail intellectuel excessif et d'une longue maladie. *Traitement à reprendre.* *Amélioré.*

15. Nosomanie maladie de toute la famille, chagrins, régime fâcheux, précautions exagérées, trop long séjour dans l'appartement, digestions difficiles, sueurs constantes, impressionnabilité excessive. *Bon résultat à part la nosomanie.* *Amélioré.*

16. Dérangement des fonctions digestives, surexcitation nerveuse, exagération du système lymphatique, éruption permanente de furoncles, eczéma sur diverses parties, faiblesse extrême. *Guéri.*

17. Enfant chétif, pâle, amaigri, toussant souvent, mangeant peu : constitution inspirant des craintes sérieuses, grande faiblesse. *Interne maintenant au collége.* *Guéri.*

18. Constitution apauvrie par un travail intellectuel trop précoce et trop soutenu, paresse des fonctions. *Guéri.*

19. Enfant en plus mauvais état que le 17me. *Guéri.*

20. A la suite de mauvaises habitudes solitaires, dérangement des fonctions digestives, sueurs, pertes, bouffissure, faiblesse extrême, toux fréquente. *Guéri.*

21. Mauvaise constitution, digestions pénibles, appétit nul, névralgie, hystérie, fausses couches, faiblesse très-grande, maigreur extrême. *Des circonstances particulières ont empêché la continuation du traitement qui avait déjà produit un remarquable résultat.* *Amélioré.*

22. Ancienne fièvre intermittente reparaissant de temps en temps : depuis quinze ans troubles de la digestion, gonflement de la rate avec douleur, enflure des pieds, eaux thermales sans succès, débilitation extrême. *Guéri.*

23. Fonctions digestives paresseuses, fatigue au moindre exercice, amaigrissement et faiblesse extrêmes, vieillesse précoce, toujours faible depuis la jeunesse. *Guéri.*

24. Mauvaise constitution, frère mort phthisique, sœur hystérique, pas d'appétit, mauvaises digestions, capable à peine de faire quelques pas. *Traitement à reprendre.* *Amélioré.*

25. Affection ancienne et grave de l'utérus donnant lieu à des pertes abondantes, âge très-avancé, syncopes, estomac délabré, suffocations, constipation, constitution minée, débilitation extrême. *Depuis le traitement qui remonte à plusieurs années, la malade a repris ses habitudes et se porte passablement bien. Cas remarquable.* *Amélioré.*

26. Croissance rapide, excès de travail et d'autre genre, enrouement, transpiration continuelle, fatigue au moinde exercice, faiblesse. *Guéri.*

27. Malade depuis douze ans, hystérie, anémie, rhumatisme, sciatique, pâleur et bouffissure, débilitation extrême. *Guéri.*

28. Rhumatisme puerpéral, séjour prolongé au lit, hydrohémie, pâleur extrême, infiltration, peut à peine marcher. *Traitement à reprendre. Résultat remarquable.* *Amélioré.*

29. Même état que les n°s 17 et 19. *Guéri.*

30. Constitution lymphatique exagérée, chlorose, névralgies fréquentes, digestions pénibles, faiblesse extrême. *Traitement trop court.* *Amélioré.*

31. Fluxions de poitrine et pleurésies répétées, grossesses et allaitements coup sur coup, traitement violent, toux fréquente, grande faiblesse, la poitrine paraît saine : les eaux, les bains d'air comprimé n'ont pu enrayer ce fâcheux état. *J'ai eu le regret de ne plus revoir la malade, qu'un traitement repris aurait pu guérir.* *Amélioré.*

32. Même état que le n° 6. *Guéri.*

33. Constitution délabrée, faiblesse extrême, toutes les fonctions enrayées, catarrhe vésical. *Traitement insuffisant.* *Amélioré*

34. Débilitation extrême, cessation du traitement après quinze jours et déjà les forces revenaient. *Plus de nouvelles.* *Amélioré.*

35. Affection de la vessie, dérangement des fonctions digestives qualifié, comme d'habitude, du nom de gastrite et traité pendant quinze ans par les débilitants; anémie, débilitation, impressionnabilité extrême. *Traitement à reprendre.* *Amélioré.*

Nota.—Je dois signaler en masse, pour tous les malades de cette section, une grande impressionnabilité aux changements de température, l'attention au moindre courant d'air, l'exagération dans les vêtements. Tous ces phénomènes disparaissent en général rapidement. J'ajoute aussi que tous avaient subi de nombreux traitements, et presque tous avaient fréquenté les eaux minérales.

SECTION 5e — ÉTAT NERVEUX.

Je dois faire ici la même observation que pour la précédente section. Sous le titre, *Etat nerveux,* se trouvent rangés un grand nombre de cas qui pourraient être placés dans d'autres sections. Ce qui leur a valu la place qu'ils occupent, c'est la grande prédominance du système nerveux, dont les manifestations, qu'elles soient primitives ou secondaires, constituent le phénomène le plus saillant parmi les phénomènes nombreux observés. Dans aucun cas, d'ailleurs, n'existe de lésion organique qui puisse donner lieu à la localisation de la maladie. Je répète ici ce que j'ai déja dit ailleurs, que les maladies chroniques ne se prêtent pas toujours aux cadres nosologiques, et il me semble plus convenable, pour l'étude, d'adopter des sections larges, lors même qu'elles sont un peu arbitraires, et qu'elles exposent à placer à côté l'un de l'autre des cas offrant des phénomènes fort éloignés. Les résultats obtenus prouvent d'ailleurs que la marche suivie est avantageuse.

Un certain nombre des observations qui font partie de cette cinquième section, seraient, par d'autres, intitulées *Hypocondrie.*

Je repousse cette dénomination, non pas, assurément, que mon intention soit de nier l'existence de l'hypocondrie, mais je la considère comme rare en tant que primitive. Sans doute, la continuité des souffrances porte certains malades à s'exagérer la gravité du mal qui les travaille, à s'occuper beaucoup de leur santé; de même que la continuité des soucis, des déceptions, des préoccupations, rend difficile, défiant, morose et distrait. Mais, dans l'un et l'autre cas, on retrouve des motifs raisonnables pour expliquer cette manière d'être. Dans les cas qui nous occupent, il peut y avoir *exagération*, dans l'hypocondrie il y a *aberration.* Et je vais plus loin : je dis que l'hypocondrie n'est, en somme, qu'un état nerveux à l'état moins grave, tandis qu'à l'état plus grave, elle constitue une véritable aliénation. On retrouvera bientôt une section dans laquelle la *nosomanie* extrême sera confondue avec *l'aliénation*. Un malade peut très-bien s'exagérer l'importance de certains phénomènes morbides qu'il sent et dont il ne peut connaître la valeur réelle, sans pour cela être taxé de *folie* ou au moins de *manie*. Il suffit, pour cela, de la surexcitation que les longues souffrances amènent souvent, et même de l'impressionnabilité qui est particulière aux constitutions nerveuses. Or, j'espère démontrer, ce que beaucoup ont pu remarquer d'ailleurs, qu'à mesure que les grands systèmes de l'économie perdent de leur puissance, le système nerveux s'exalte. Il faut, pour que ce système ne donne pas lieu à des manifestations insolites, que les autres lui fassent *équilibre*. Je développerai ailleurs cette grande loi, qui m'a fourni souvent de très-remarquables résultats, et dont l'observation m'a permis de guérir des affections nerveuses par des voies indirectes et sans m'adresser au système nerveux.

On peut avancer qu'il n'existe pas, à proprement dire, de médicaments *antinerveux*. Les *antispasmodiques* se recrutent parmi les substances les plus opposées comme effet, parmi les *débilitants* comme parmi les *toniques*, etc. On n'arrive pas à déprimer directement le système nerveux, mais on peut parvenir à faire taire ses manifestations exagérées en relevant un ou plusieurs autres systèmes, en un mot, en *rétablissant l'équilibre*. On oublie trop souvent que le père de la médecine a dit : *Sanguis moderator nervorum*. Dans ces trois mots se trouve inscrite la *loi* dont je parle, *la loi de l'équilibre*, loi qui domine une grande partie de la médecine, et à laquelle nous obéissons à chaque instant, sans y réfléchir, à notre insu.

1. Constitution éminemment nerveuse : il y a trois ans, maladie grave, à la suite de laquelle la santé resta chancelante, puis pendant 25 jours pertes considérables, qui donnent lieu à des troubles graves du système nerveux. Malgré divers remèdes et diverses eaux minérales, l'état a constamment empiré. Au moment de son entrée, la malade est constamment en mouvement, comme si elle avait la

danse de Saint-Guy ; elle a peine à parler à cause de ses mouvements, de son impressionnabilité; elle ne peut ni manger ni dormir. La maigreur est extrême. *Cas excessivement remarquable.* *Guéri.*

2. Il y a quatre ans, impressions morales vives, dérangement de la menstruation, digestions difficiles. Alors commencent les traitements les plus variés : la malade a été saignée plus vingt de fois, elle a eu plus de deux cents sangsues, elle a goûté à tous les remèdes. Elle est arrivée à ne plus manger, à ne plus se lever, à pouvoir à peine parler; le système nerveux est dans un état de surexcitation extrême. *Observation remarquable.* *Guéri.*

3. Constitution nerveuse, saignées et sangsues mal indiquées; diète lactée très-prolongée; l'affaiblissement paraît et s'accroît sans cesse, accompagné d'une surexcitation extrême. Cet état se prolonge pendant quatorze ans; la malade est arrivée à ne plus sortir de sa chambre, que l'on obscurcit tous les jours, à ne plus pouvoir entendre le moindre bruit, à ne plus pouvoir recevoir même sa famille. Digestions impossibles, battements sur tout le corps, syncopes, vertiges. *Observation des plus curieuses.* *Guéri.*

4. Surexcitation nerveuse, phénomènes d'une grande variété et d'une excessive mobilité. *Traitement insuffisant.* *Amélioré.*

5. Malade depuis dix-huit ans : excès d'étude, chagrins, constipation, douleurs rhumatismales, abus de la médecine Leroy, sensations bizarres, sensation d'une tumeur introuvable dans le ventre, gaz intestinaux, insomnie, impossibilité de rester en place malgré une grande faiblesse, amélioration très-grande en sortant, traitement insuffisant. *J'apprends que le malade est guéri.* *Guéri.*

6. Imagination ardente jointe à une très-grande timidité, travail excessif, sensations bizarres, surexcitation portée au maximum, atonie extrême : de l'état du malade à l'aliénation il n'y a qu'un pas. Le résultat a été tellement remarquable qu'on peut le donner comme une guérison. *Observation curieuse.* *Guéri*

7. Surexcitation nerveuse, bouffées de chaleur à la tête, gêne de la respiration, battements sur tout le corps, difficulté de digérer, vomissements, incapacité de travailler, étouffements, tristesse, exagération dans toutes les sensations. *Traitement à reprendre. Très-amélioré.* *Amélioré.*

8. Etat nerveux, débilitation extrême, agitation, irrégularité de l'appétit et des selles, rêves fatigants, insomnies, vertiges, bizarrerie, dégoût de la vie. Malade depuis vingt ans. *Guéri.*

9. Surexcitation nerveuse, perte de sommeil, mobilité excessive, terreur, abattement, tristesse. *Guéri.*

10. Etat nerveux, nosomanie, affaiblissement extrême, perte de

l'appétit. *Cette observation est du plus haut intérêt au point de vue du diagnostic, de la crédulité du malade, et de la mauvaise foi de ceux qui l'ont exploité.* *Guéri.*

11. Surexcitation nerveuse, intelligence remarquable devenue d'une paresse extrême, difficulté de trouver les mots, préoccupation, défiance de soi, tristesse, traitements variés sans résultats. La malade a quitté la maison dans un très-bon état ; comme elle n'a plus reparu, je la crois guérie. *Guéri.*

12. Etat nerveux général, migraines intenses et fréquentes, constitution mauvaise, rhumes faciles, impressionnabilité extrême. *Guéri.*

13. Intelligence d'une grande activité, surexcitation nerveuse extrême, douleurs vagues et vives sur tout le corps, hystéralgie, sensation d'un feu dévorant sur tout le corps. *Guéri.*

14. Insomnie, sensation de congestion au cerveau, préoccupation, surexcitation. *Guéri.*

15. Dabord névralgie, émotions pénibles, sensations bizarres, battements de cœur, douleurs fugaces, exagération, exaltation fréquente tenant de la folie, obligation de garder parfois la malade à vue. Partie en bon état, cette malade, m'assure-t-on, est guérie. *Guéri.*

16. Surexcitation, impressionnabilité extrême, impossibilité de sortir en d'autres moments qu'en plein midi, sans éprouver les sensations les plus bizarres et les plus pénibles. *Guéri.*

17. Etat nerveux. *Guéri.*

18. Etat nerveux, sensations bizarres, étouffements. *Guéri.*

19. Surexcitatton nerveuse, faiblesse générale, inattention, affaiblissement de la mémoire, syncopes. *Guéri.*

20. Affaiblissement extrême à la suite de deux maladies graves, surexcitation, sensations bizarres, etc. *Guéri.*

21. Douleurs dans toutes les parties du corps, incapacité de s'occuper, état nerveux général. *Guéri.*

22. A la suite de douleurs névralgiques et d'une existence trop sédentaire, affaiblissement et impressionnabilité excessifs, surexcitation extrême; la quantité des vêtements et surtout des bonnets était chose incroyable. On m'assure que ce malade a souffert de nouveau ; en sortant de la maison il publiait lui-même qu'il était *guéri.*

23. Douleurs vagues, affaiblissement, pertes séminales, préoccupation, nosomanie produite par des antécédents de famille. *J'ai perdu le malade de vue.* *Amélioré.*

24. Douleurs névralgiques erratiques, menstruation difficile, pâleur, atonie générale, surexcitation, hystéralgie. *Guéri.*

25. A la suite d'une vive frayeur, la malade ne peut plus rester seule; la peur est telle, que la présence de deux personnes est

parfois nécessaire; perte successive du mari et d'un enfant. Surexcitation extrême, crises nerveuses, répugnance pour toute occupation, indifférence. *Guéri.*

26. Faiblesses voisines de la syncope, vertiges fréquents, craintes exagérées, abus des remèdes les plus opposés. *Guéri.*

27. Surexcitation nerveuse, dégoût du travail, trouble des fonctions cérébrales offrant au premier aspect des apparences inquiétantes; gastralgie, phénomènes ayant lieu par accès. *Guéri.*

28. Métralgie prise pour une affection grave de l'utérus et traitée en conséquence, chagrins violents, ébranlement du système nerveux augmenté encore par les efforts que fait la malade pour paraître calme, rougeur légère du col de l'utérus, conséquence des cautérisations qui ont été pratiquées sur cette partie. *Guéri.*

29. Douleurs vagues sur tout le corps, dyspepsie, amaigrissements, idées tristes, bizarrerie, indifférence, impressionnabilité extrême. *Guéri.*

30. Chagrins violents, pertes blanches, digestions difficiles, amaigrissement, impressionnabilité extrême, tremblements nerveux. *Guéri.*

31. Etat nerveux. *Guéri.*

32. Atonie générale, remplacée tout d'un coup par une puissance musculaire énorme, et alternativement, plusieurs fois le jour; exaltation, description pittoresque des maux qu'endure le malade, paresse des fonctions digestives. *Traitement trop court. Perdu de vue. Amélioré.*

33. Constitution nerveuse, chagrins profonds, imagination ardente, exaltation, insomnie. *Guéri.*

34. Menstruation irrégulière, émissions sanguines répétées, névralgie, crises nerveuses, impressionnabilité extrême, tremblements nerveux, *Traitement à continuer. Amélioré.*

35. Impressionnabilité nerveuse extrême, état chlorotique, phénomènes bizarres, faiblesse très-grande, malgré les apparences d'une force plus qu'ordinaire; état indéfinissable. *Traitement tronqué et empêché par une maladie accidentelle* (angine). *Perdu de vue.*

SECTION 6e. —HYSTÉRIE.

1. Hystérie, accès nombreux et graves; *aphonie complète* depuis plusieurs années; diagnostics et pronostics les plus opposés; traitements de toutes sortes sans succès. Pour moi, l'aphonie n'est due à aucune lésion organique, elle est purement nerveuse. *Cas extrêmement remarquable. Guéri.*

2. Imagination ardente, impressions morales tristes, préoccupations, hystérie avec accès longs et intenses, phénomènes bizarres. *Guéri.*

3. Etouffements, battements de cœur, dysménorrhée, fièvre par accès, mobilité extrême, hystéralgie. *Guéri.*

4. Succession des phénomènes les plus bizarres et les plus compliqués, pendant plusieurs années; hurlements, aboiements, enfin aphonie complète que rien n'a pu vaincre; perte complète de l'appétit. Cette jeune personne offre un des *cas les plus intéressants.* La voix a reparu, pure comme auparavant; l'appétit a reparu, mais reste faible. Quoique je juge utile une nouvelle reprise du traitement, je puis dire : *Guéri.*

5. Hystérie avec attaques, insuccès de tous les moyens. La maladie me semble avoir pour cause les émissions sanguines et les eaux de B..., conseillées à tort. *Guéri.*

6. Hystéralgie, spasmes fréquents, digestions pénibles, menstruation irrégulière, état légèrement chlorotique. *Guéri.*

7. Hystérie (incurable eu égard à sa cause). *Rien.*

8. Hystérie grave et complexe. *Guéri.*

9. Hystérie, âge critique, chlorose, accès fréquents. *Guéri.*

10. Hystérie, etc. *Pas de traitement.*

SECTION 7e. — HYSTÉRIE COMPLIQUÉE.

1. Toux fréquente, crachements et vomissements de sang, mère morte phthisique; attaques d'hystérie, tantôt irrégulières, tantôt presque périodiques, durant cinq et six heures, tantôt avec une grande agitation, tantôt avec une grande immobilité; vertiges épileptiformes ou accès épileptiformes avec perte de connaissance sans coloration de la face, se répétant jusqu'à cinquante fois par jour; névralgies ambulantes; névralgie utérine avec douleurs horribles; paralysie de la vessie; aménorrhée; affaiblissement porté au point de ne pas permettre à la malade de faire un pas; inutilité de tout traitement. Guérison rapide par le traitement suivi dans l'Établissement. *Cette observation est une des plus intéressantes que l'on puisse voir.* *Guéri.*

2. Hystérie compliquée des phénomènes les plus insolites et les plus variés : étouffements, névralgie ambulante s'adressant à toutes les parties du corps et avec des douleurs horribles, attaques avec pelotonnement, contractions musculaires invincibles et perte de connaissance pendant plusieurs heures, bonds comme si un puissant ressort se détendait subitement; en dehors même des accès, la malade était quelquefois lancée hors de son siége, à deux mètres de distance; perte de l'appétit, faiblesse extrême, séjour au lit, impossibilité de supporter le moindre

bruit, position affreuse à voir. Cette observation, impossible à résumer, est aussi intéressante que la précédente, et unique. La malade marche, mange beaucoup, n'a que de très-rares crises et peut vivre à peu près de la vie commune. *Amélioré.*

3. Hystérie extrême, attaques nombreuses, longues et accablantes, exaltation intellectuelle excessive, extase, etc., etc., perte complète de l'appétit, amaigrissement extrême, séjour au lit, impossibilité de se tenir debout; la malade se traîne sur le parquet; douleurs intolérables sur toutes les parties du corps, insomnie absolue. La malade et la maladie inspirent le plus vif intérêt. Je considère cette observation comme *unique.* La malade n'a plus de crises; elle marche, va dans les rues et mange; l'imagination est calme, l'intelligence a repris sa netteté et sa puissance. J'ai la certitude qu'une guérison complète sera le prix de la persévérance de la malade, dont le traitement sera continué. *Amélioré.*

4. A la suite d'une vive frayeur, la malade tombe sans connaissance, délire pendant plusieurs jours; le médecin appelé a le tort grave d'abuser des saignées et des sangsues, malgré une constitution nerveuse au suprême degré; attaques de plusieurs heures avec perte de connaissance, chorée, impossibilité de marcher, impressionnabilité excessive exposant à chaque instant la malade à de nouveaux accidents; il ne reste plus qu'une susceptibilité nerveuse exagérée. *Guéri.*

SECTION 8e. — HYPOCONDRIE SIMPLE.

1. Hypocondrie simple. *Guéri.*

2. Sensations bizarres, plaintes nouvelles à chaque instant, douleurs fugaces sur tout le corps, sécheresse de la peau, pertes séminales, hypocondrie bien caractérisée. *Guéri.*

3. Hypocondriaque soupçonneux. *Guéri.*

4, 5, 6, 7. Hypocondrie simple. *Guéris.*

SECTION 9e. — HYPOCONDRIE EXTRÊME, MANIE, ALIÉNATION.

1. Hypocondrie extrême, insomnie, perte de l'appétit, constipation, amaigrissement. *Guéri.*

2. Hypocondrie poussée jusqu'à l'aliénation; individu d'une délicatesse douteuse. *Renvoyé.*

3. Perte de la mémoire, indifférence à tout, répugnance pour tout mouvement, oubli même du besoin de manger, somnolence continue, digestions difficiles, nécessité d'abandonner toute occupation. Il est resté un peu de surexcitation. *Guéri.*

4. Manie amoureuse, suite de plaisirs solitaires avec excès. *Traitement incomplet ;* plus de nouvelles. *Amélioré.*

5. Sensations bizarres, insomnies, perte de l'appétit ; le malade se plaint surtout de la gorge, qui n'offre cependant rien d'apparent. État général amélioré ; la nosomanie persiste. *Traitement insuffisant ; plus de nouvelles. Amélioré.*

6. Hystérie de vieille date. Cette malade a fini par perdre la raison : au mois de janvier, elle reste assise en plein air, à peine couverte, et refuse d'entrer, même pour me parler ; idées justes, d'ailleurs, à part celle du feu qui la dévore, et la crainte d'être frappée d'apoplexie. *Guéri.*

7. Dérangement des facultés intellectuelles, morosité, indifférence, taciturnité. *Guéri.*

8. Manie, surexcitation. *Guéri.*

9. Nosomanie, perte de la mémoire, affaiblissement de tous les sentiments, égoïsme profond, terreurs de chaque instant, méfiance excessive, incapacité de se diriger. Il n'est possible de décider la malade à se soumettre à un traitement, qu'en lui faisant entrevoir la perte de la raison ou sa fin prochaine. *Guéri.*

11. Manie grave, ayant pour cause l'hérédité et le souvenir du père et du grand-père morts aliénés. *Traitement incomplet. Amélioré.*

11. Nosomanie, terreurs, pusillanimité extrême, syncopes fréquentes, crises nerveuses, produites par la peur. *Guéri.*

12. Intelligence perdue, absences au point que le malade allait pendant une demi-journée sans savoir où, sans songer à se nourrir ; plus d'appétit, plus de sommeil. Il a pu reprendre son poste, mais il reste une grande bizarrerie. *Amélioré.*

13. Hypocondrie extrême ; se plaint d'un feu qui le brûle. *Guéri.*

14. Hypocondrie extrême à la suite de l'onanisme, pertes séminales, impuissance par la crainte de l'être, exagération de toutes les sensations. *Perdu de vue. Amélioré.*

15. Monomanie religieuse, surexcitation extrême. *Traitement incomplet ; perdu de vue. Amélioré.*

16. Hypocondrie extrême, malade soupçonneux, impossible à diriger, grand liseur de livres de médecine. *Renvoyé.*

17. Nosomanie, égoïsme, forte constitution ; se plaint d'une faiblesse qui n'existe pas, et de ne pas manger, quoique d'un appétit plus qu'ordinaire. *Amélioré.*

18. Aliéné qui aurait besoin d'une règle sévère. *Renvoyé.*

19. Aliéné renvoyé dans une maison spéciale. *Renvoyé.*

20. Nosomanie, aliénation, avidité pour les livres de médecine, manie de se droguer sans cesse. *Amélioré.*

21. Aliéné ayant besoin de la plus grande surveillance. *Renvoyé.*
22. Manie, altération de toutes les fonctions. *Guéri.*
23, 24, 25. Aliénés difficiles. *Renvoyés.*

Les résultats obtenus parmi les sujets de la section IX sont très-remarquables. Plusieurs malades ont dû être renvoyés au bout de très-peu de jours, parce que le régime et les habitudes de la maison ne comportent pas une surveillance et une discipline suffisantes, et que le contact pouvait être fâcheux pour les autres pensionnaires; mais il n'en reste pas moins établi pour moi que l'introduction d'un traitement actif et bien dirigé, dans un établissement d'aliénés, rendrait la santé à un grand nombre de malheureux qui finissent par devenir incurables.

SECTION 10e. — NÉVRALGIES.

Le nombre des cas de névralgie est considérable. Les résultats obtenus sont remarquables et me donnent le droit de mettre au-dessus de tous les moyens connus le traitement qui s'administre ici contre ce genre d'affection.

1. Sciatique ancienne sujette à des exacerbations. *Guéri.*
2. Sciatique datant de douze ans, névralgie crurale moins ancienne, s'étendant au scrotum et au pubis, sensation de brûlure à l'anus, névralgie superficielle. *Guéri.*
3. Névralgie sciatique et crurale ayant affaibli la malade au point de faire croire à une lésion organique. *Guéri.*
4. Sciatique ayant résisté à tous les moyens. *Guéri.*
5. Sciatique tenant la malade au lit depuis plusieurs mois, rebelle à tous les moyens. *Guéri.*
6. Sciatique rebelle. *Guéri.*
7. Sciatique ancienne. *Guéri.*
8. Sciatique ancienne, douleurs prétibiales. *Guéri.*
9. Sciatique très-ancienne. *Guéri.*
10. Sciatique intense chez un malade atteint de paralysie du côté opposé, à la suite d'une lésion du cerveau. *Cette circonstance avait fait croire à l'extension de la maladie de l'encéphale.* *Guéri.*
11. Névralgie faciale à douleurs horribles, paraissant tout à coup par attaques irrégulières, et forçant la malade à garder la position

dans laquelle elle est surprise, la bouche ouverte si c'est pendant le repas, etc. *Guéri.*

12. Névralgie faciale ancienne. *Guéri.*

13. Névralgie faciale et ancienne. *Guéri.*

14. Névralgie à la tête datant de sept ans. *Guéri.*

15. Névralgie à la tête, migraines anciennes. *Guéri.*

16. A la suite d'une fâcheuse nouvelle, craintes exagérées, frayeurs, névralgie de la tête. *Guéri.*

17. Névralgie de la tête à douleurs excessives. *Guéri.*

18. Névralgie faciale, gastralgie, hystéralgie, surexcitation nerveuse. *Traitement insuffisant.* *Amélioré.*

19. Névralgie faciale très-ancienne, rhumatisme. *Guéri.*

20. Névralgie faciale, surdité. *Guéri.*

21. Névralgie faciale excessive. *Traitement incomplet.* *Amélioré.*

22. Névralgie occipitale datant de vingt ans (peut-être y a-t-il eu une névrite dans le principe), entéralgie, gastralgie. Ce qui existait du côté de l'estomac et de l'intestin a disparu, mais les douleurs de la tête sont peu modifiées. J'attribue ce peu de succès aux cicatrices adhérentes produites sur la région occipitale par les cautères, le caustique de Vienne, etc., etc. *Amélioré.*

23. Douleurs derrière les deux oreilles rendant le malade incapable de tout travail; divergence d'avis. On avait cru en général à une lésion du cerveau, et dirigé le traitement en conséquence, mais sans succès. J'ai diagnostiqué une névralgie. *Cas unique*, je crois. *Guéri.*

24. Névralgie de la tête, migraines, perte des cheveux. *Cas remarquable.* *Guéri.*

25. Névralgie splénique, fièvre intermittente, à la suite d'une péritonite; la rate n'a pas augmenté de volume; état anémique, insuccès de tout traitement antérieur. *Guéri.*

26. Névralgie abdominale remontant à quinze ans, compliquée plus tard de névralgie superficielle; douleurs très-vives du ventre par accès, obligeant la malade à garder la plus complète immobilité, les genoux touchant le menton; plus tard, gastralgie, anémie, faiblesse extrême, bouffissure, état scorbutique, perte de toutes les dents. Erreur de diagnostic; traitements mal appropriés et infructueux. *Observation très-intéressante. Traitement insuffisant.* *Amélioré.*

27. Névralgie pectorale produisant subitement une constriction douloureuse du côté gauche de la poitrine, s'étendant au cou et à l'épaule et obligeant le malade à s'arrêter; position extrêmement pénible. *Observation remarquable, cas rare.* *Guéri.*

28. Névralgie abdominale revenant par accès avec des douleurs hor-

ribles. Erreur de diagnostic pendant plusieurs années; insuccès de tous les moyens. Cas rare. *Guéri.*

29. Névralgie vulvulaire et urétrale causant des douleurs excessives, hystérie. Inutilité de tous les moyens employés. *Guéri.*

30. Hémorroïdes, puis douleurs horribles à l'anus et à la vulve. Ces douleurs, qui reviennent par accès fréquents, ont jeté la malade dans un anéantissement extrême. Je diagnostique une névralgie, contrairement à d'autres avis. *Cas rare.* *Guéri,*

31. Névralgie intercostale à la suite d'un zona, puis double névralgie faciale. *Guéri.*

32. Névralgie intercostale et douleurs erratiques. Deux améliorations successives. Plus de nouvelles. *Guéri.*

33. Névralgie intercostale. La malade n'a voulu suivre le traitement que quelques jours. *Rien.*

34. Névralgie utérine et vaginale. Quelques jours de traitement seulement. *Rien.*

35. Sciatique ayant résisté à tous les moyens. *Guéri.*

36. Sciatique double, empêchant le malade de marcher depuis quatre ans. *Guéri.*

37. Sciatique ancienne. *Guéri.*

38. Sciatique datant de quatre ans, névralgie faciale. *Guéri.*

39. Sciatique aiguë. *Guéri.*

Je ne puis m'empêcher de faire remarquer les magnifiques résultats obtenus chez les malades de cette section. Tous avaient épuisé en vain les ressources ordinaires de la thérapeutique, et la plupart avaient eu recours inutilement aux eaux minérales.

SECTION 11e. — NÉVRALGIE GÉNÉRALE.

Les observations qui forment cette section sont toutes du plus haut intérêt; il s'agit d'une maladie que l'on ne trouve décrite nulle part. Le premier cas s'est offert à moi il y a huit ans environ, mais j'en connaissais le sujet depuis 18 ans, et l'origine de la maladie remonte au moins à 15 ans. A cette époque je ne me doutais pas de ce qui devait arriver plus tard. Lorsque, après avoir consulté à Paris, sans succès, les médecins et les charlatans, M. B. vint me trouver en Auvergne, je fus fort embarrassé pour porter un diagnostic. Il s'agissait d'une paralysie générale du sentiment et du mouvement, paralysie à la vessie et à l'intestin, et il n'y avait pourtant aucune lésion du côté du cerveau ni de la moelle, en s'en rapportant du moins aux symptômes connus des altérations de ces organes. Le malade accusait des douleurs d'une acuité à lui arracher des cris, tantôt sur un point, tantôt sur un autre; douleurs occupant un espace très-limité, paraissant subitement, soulagées par la pression, et ne produisant ni chaleur, ni rougeur, ni gonflement : c'est par ce symptôme que la maladie avait débuté quelques années avant de produire la paralysie. Je donnai à ce cas le nom de *névralgie générale*. Deux ou trois ans plus tard, le *Bulletin de thérapeutique* publia, sous le même titre, un travail curieux qui donnait comme uniques dans la science les cas qu'il rapportait. Il s'agit évidemment, dans les observations de cet auteur et dans les miennes, de la même maladie; mais tandis qu'il a observé et décrit la *névralgie* à l'état aigu, je l'ai vue, moi, à l'état chronique, avec une date ancienne, et ayant donné lieu à des désordres d'une excessive gravité. Je possède aujourd'hui cinq faits du même genre.

1. Douleurs lancinantes très-vives sur toutes les parties du corps, paralysie générale du sentiment et du mouvement; les mouvements sont possibles, ils ont de l'étendue et de la force, mais ils ne sont pas dirigés. Pendant la nuit, le malade est obligé de regarder pour savoir où sont ses jambes : hémorroïdes abondantes. Lorsqu'un besoin se fait sentir, impossibilité de dire si c'est le besoin d'aller à la selle ou d'uriner; et pendant l'évacuation, le malade a besoin de voir, pour savoir s'il rend de l'urine ou des fécès; affaissement subit, si la lumière disparaît. Après une amélioration voisine de la guérison, deux maladies sont venues porter une interruption fâcheuse. Le traitement sera repris. *Amélioré.*

2. Mêmes symptômes que précédemment, et de plus atteinte d'apoplexie nerveuse, affaiblissement de l'intelligence. Aujourd'hui le malade vit de la vie commune, il monte à cheval, écrit, occupe comme comptable un emploi important dans l'administration; il est resté, dans le mouvement des jambes, en marchant, quelque chose de brusque et d'incertain. *Amélioré.*

3. Mêmes symptômes, mais la maladie était moins avancée. Amélioration notable, après un traitement très-insuffisant. Je n'ai plus eu de nouvelles directes, mais on m'assure que le mieux a fait de grands progrès. *Amélioré.*

4. Mêmes symptômes et même état que le n° 2. Le malade, officier, a été obligé de suspendre le traitement, au moment où s'opérait une amélioration sensible, pour assister à une inspection générale, pendant laquelle il a pu commander. Une fluxion de poitrine contractée pendant les manœuvres a emporté le malade. *Amélioré.*

5. Mêmes symptômes que dans les cas précédents, mais position beaucoup plus grave comme état général. Amélioration sous ce dernier rapport. Le malade ne peut espérer un résultat avantageux que d'un traitement long et persévérant; je ne sais s'il le voudra ou s'il le pourra; je n'ai plus de nouvelles de lui depuis son départ.

Je n'ai porté l'état de ces malades que comme amélioré parce qu'il reste encore à désirer, mais je ne considère pas moins comme très-remarquables les résultats obtenus.

SECTION 12e. — ÉPILEPSIE, CHORÉE.

1. Epilepsie depuis l'enfance ; amélioration momentanée. On a ensuite employé tous les moyens empiriques sans résultat. *Amélioré.*

2. Epilepsie depuis l'enfance. Jusqu'à cent attaques par mois. Le nombre a été réduit à 4 ou 5. La malade s'est ensuite adressée à divers guérisseurs et a reperdu ce qu'elle avait gagné. Une persévérance de plusieurs années eût pu produire un résultat complet, mais il est difficile d'obtenir assez de confiance, et de conseiller une aussi longue persévérance pour un résultat toujours douteux.

3. Epilepsie. Un an après le traitement, j'ai revu le malade, qui n'avait eu que deux accès dans cet espace de temps. Je n'ai plus eu de nouvelles, mais on m'assure que les attaques ont disparu. *Guéri.*

4. Epilepsie héréditaire. Plus d'accès, mais il reste une bizarrerie aussi fâcheuse que le serait l'idiotisme. *Guéri.*

5. Epilepsie. Traitement trop court. Aucun résultat. *Rien.*

6. Epilepsie depuis l'enfance. Amélioration au départ après un traitement insuffiasant. Plus de nouvelles. *Amélioré.*

7. Epilepsie. Il y avait eu une amélioration notable pendant un an. La malade devait reprendre le traitement. J'ai su depuis qu'elle était morte d'une maladie accidentelle. *Amélioré.*

8. Epilepsie accidentelle. Amélioration. Je regrette de n'avoir pu soumettre le malade à un traitement persévérant, car j'ai la conviction que la guérison aurait eu lieu. *Amélioré.*

9. Epilepsie à accès fréquents, un tous les deux jours au moins. Après avoir diminué pendant un mois, les accès n'avaient plus paru depuis 25 jours, lorsqu'une maladie accidentelle est venue enlever le malade. *Amélioré.*

10. Chorée d'un seul côté. *Guéri.*

11. Danse de Saint-Guy, double. *Guéri.*

12. Danse de Saint-Guy, accès épileptiformes. *Guéri.*

13. Chorée, menstruation difficile. *Guéri.*

14. Épilepsie. *Guéri.*

On voit que les résultats laissent fort à désirer dans cette section, du moins pour les épileptiques : je n'en conserve pas moins la conviction, comme d'autres médecins très-compétents d'ailleurs, qu'un bon nombre d'épileptiques peuvent guérir, mais à la condition d'un traitement très-long. L'inconvénient qui peut résulter du contact de ces malades me les a fait souvent repousser : désormais je les recevrai plus facilement, en leur réservant un local distinct et une époque particulière. Je le répète, je crois qu'un bon nombre peut guérir.

SECTION 13e. — PARALYSIE, IRRITATION SPINALE.

Les observations que comprend cette section offrent le plus haut intérêt, tant sous le rapport du diagnostic que sous le rapport des résultats obtenus.

Je m'expliquerai ailleurs sur le mot *irritation spinale* et sur le sens que je lui donne.

1. A la suite d'un violent chagrin, une dame est prise de vives douleurs dans les lombes et dans le ventre. Impossibilité de faire exécuter le moindre mouvement aux membres inférieurs; séjour au lit pendant deux ou trois ans. Les douleurs sont telles au moindre mouvement, que les linges du lit n'ont pu être renouvelés pendant plus d'un an. Erreurs de diagnostic incroyables. On croit à une affection utérine, on assure avoir examiné au spéculum, la malade ne pouvant être déplacée de son lit. La matrice étant le point de mire, on dirige contre elle les moyens les plus violents, et cependant jamais le moindre dérangement de la menstruation, jamais le moindre écoulement blanc. *Observation des plus intéressantes.* *Guéri.*

2 Douleurs lombaires d'abord, incapacité de faire exécuter le moindre mouvement aux membres inférieurs, station debout impossible. Le malade est porté sur un fauteuil. Erreurs de diagnostic. Depuis le traitement, plus de douleurs, plus de faiblesse, et malgré son grand âge, il se livre aux travaux des champs. *Guéri.*

3. Paralysie des membres inférieurs, plus prononcée, tantôt d'un côté, tantôt de l'autre. Traitement insuffisant. Le défaut de persévérance du malade l'empêchera d'arriver à un résultat satisfaisant. *Amélioré.*

4. Douleurs aux lombes et dans les membres; impossibilité de marcher. Traitements divers infructueux. Après quelque temps de traitement, recrudescence des douleurs; la malade se décourage et veut partir. Quelques jours plus tard, les douleurs diminuent, la marche devient facile. *Guéri.*

5. Paralysie générale du sentiment et du mouvement. Depuis plusieurs années, le malade ne peut se tenir que couché; c'est dans cet état qu'il a voyagé en France, en Italie, en Espagne, en Corse, s'adressant sans succès à tous les médecins, à toutes les eaux, le dos labouré de cautères et de moxas. Le malade fait aujourd'hui des courses de plusieurs heures, et malgré certaine incertitude des mouvements, sa position est tellement changée, que l'on peut le dire guéri. *Cas du plus haut intérêt.* *Guéri.*

SECTION 14e.— LÉSIONS DU CERVEAU ET DE LA MOELLE.

1. Constitution molle, tournements de tête, vertiges, fourmillements sur tout un côté du corps, semi-paralysie. *Guéri.*

2. Affaiblissement général, semi-paralysie de tout un côté. Constitution délabrée. Le malade est parti dans un état très-satisfaisant, mais trop tôt. *Plus de nouvelles.* *Amélioré.*

3. Plusieurs atteintes de paralysie de tout un côté à la suite d'attaques ayant laissé le malade sans connaissance pendant plusieurs jours. Difficulté pour parler, hébétude. *Guéri.*

4. Paralysie de tout le côté droit, ramollissement ancien et limité du cerveau. Le malade se sert de sa main et fait à pied plusieurs kilomètres. *Résultat remarquable.* *Amélioré.*

5. Paralysie de tout le côté gauche, épanchement dans le cerveau. *Guéri.*

6. Hémorragie cérébrale, paralysie de tout le côté droit, parole supprimée, intelligence très-affaiblie, habitudes d'intempérance. Le malade est arrivé à marcher facilement, parler sans difficulté et s'occuper. Je regrette qu'il ne soit pas venu reprendre le traitement. *Amélioré.*

7. Hémorragie cérébrale chez un vieillard de 78 ans, paralysie

absolue de tout un côté, perte de la parole, sensibilité exagérée. La parole reparaît, et le malade peut marcher pendant assez longtemps. L'intelligence a reparu. *Amélioré.*

8. Hémorragies cérébrales successives, paralysie absolue de tout un côté, perte de la parole, existence purement animale. Le malade arrive à pouvoir causer, marcher facilement, et remplit un emploi sédentaire. *Je regrette de ne l'avoir plus revu.* *Amélioré.*

9. Hémorragie cérébrale, paralysie de tout un côté du corps, parole inintelligible, incertitude de l'intelligence. La parole a reparu ainsi que l'intelligence; la marche est facile. Malgré ma recommandation, *le traitement n'a pas été continué.* *Amélioré.*

10. Paralysie, ou plutôt faiblesse de tout un côté, vertiges, hébétude, douleurs à la racine du nez. *Traitement à reprendre. J'espère un bon résultat.* *Amélioré.*

11. Paralysie des membres inférieurs, compression de la moelle produite par une déviation lente de la colonne vertébrale. — *Renvoyé sans traitement.*

12. Paralysie progressive de tout un côté du corps. Ramollissement inflammatoire du cerveau. *Rien.*

13. Paralysie complète des membres inférieurs, de la vessie et du rectum, lésion organique de la moelle ? Cas douteux. Traitement insuffisant pour pouvoir dire si tout espoir est perdu. *Rien.*

14. Paralysie causée par une affection locale de la moelle, qui m'a paru pouvoir être curable. La malade n'est restée que deux ou trois jours.

15. Paralysie des membre inférieurs, de la vessie et du rectum. Un peu d'amélioration : cas douteux et obscur. L'inconstance de la malade l'a empêchée, ici comme ailleurs, de suivre un traitement suffisant. Peut-être la reverrai-je un jour; je ne crois pas que tout espoir soit perdu.

16. Lenteur de tous les mouvements et de ceux de la langue, intelligence obtuse, hémorragie cérébrale. Le malade est resté seulement quelques jours.

17. Paralysie des membres inférieurs par ramollissement de la moelle. *Rien.*

18. Paralysie absolue des membres inférieurs depuis 20 ans. Diagnostic douteux. Traitement insuffisant. *Rien.*

19. Faiblesse très-grande des membres inférieurs; paralysie de la vessie, constitution délabrée, cas douteux. Traitement insuffisant. Amélioration de l'état général. Plus revu. *Amélioré.*

Les cas qui constituent la XIVe section sont tous des plus graves, cependant on voit que d'excellents résultats ont été obtenus. Le diagnostic est souvent difficile et douteux. Chez quelques malades, la constance a fait défaut, tandis qu'un traitement de plusieurs mois et répété eût été utile. Quelques autres sont partis sans traitement, soit qu'ils n'aient point été satisfaits du peu d'assurance de succès que je leur donnais, soit qu'ils aient été effrayés de la longue durée du traitement. Quoi qu'il en soit, des résultats étonnants ont été obtenus dans les sections 13, 14 et 15.

SECTION 15e. — PARALYSIES DIVERSES.

1. Paralysie de plomb. *Guéri.*

2. Paralysie progressive des membres inférieurs. Le sentiment est intact, mais les muscles refusent d'agir. Rien du côté des selles ni du côté des urines. Erreurs de diagnostic, traitement rigoureux, moxas, eaux minérales sans succès. Le malade doit reprendre le traitement, et je ne *doute pas d'un succès complet.* *Amélioré.*

3. Paralysie attribuée à l'intempérance. Ce malade, dont l'état s'améliorait, a dû être renvoyé pour cause d'inconduite. Je le regrette vivement. *Amélioré.*

4. Paralysie générale produite par l'intempérance. Ce malheureux a été forcé de se retirer, faute de moyens d'existence et quoique reçu gratuitement au traitement. J'en ai eu d'autant plus de regret qu'une grande amélioration avait déjà eu lieu. *Amélioré.*

5. Paralysie des membres inférieurs, consécutive à une affection des vertèbres. Traitement incomplet. J'espérais un bon résultat, un peu de mieux. Plus de nouvelles. *Amélioré.*

6. Paralysie générale, strabisme accidentel, impossibilité de marcher, incertitude des mouvements des mains, accès de vomissements incoercibles, découragement. Cas très-obscur. Moxas, etc, sans succès. Le malade a repris l'usage de ses mains, il marche assez bien avec sa canne, et parfois sans canne. *Amélioré.*

7. Paralysie saturnine. *Guéri.*

SECTION 16e. — RHUMATISMES.

1. Rhumatisme de l'épaule depuis dix ans. *Guéri.*
2. Rhumatisme général passant à l'état aigu. *Guéri.*
3. Affection rhumatismale, état bilieux. *Guéri.*
4. Rhumatisme fibreux du cou et de l'épaule. *Guéri.*

5. Rhumatisme ancien de l'épaule. *Guéri.*

6. Douleurs rhumatismales dans plusieurs articulations, douleurs vagues dans tous les membres, âge critique. *Guéri.*

7. Rhumatisme d'un côté de la tête, bourdonnement rendant l'ouïe difficile. *Guéri.*

8. Rhumatisme blanc (lait répandu) à la suite de couches, tout mouvement impossible, infiltration, débilitation. *Guéri.*

9. Trois atteintes de rhumatisme général aigu en six mois. *Cas très-curieux.* *Guéri.*

10. Rhumatisme général chez un militaire, mis pour ce fait en disponibilité. A repris du service dans la cavalerie. *Guéri.*

11. Rhumatisme du bras, impossibilité de s'habiller. *Guéri.*

12. Rhumatisme fixé sur les hanches, douleurs intolérables. *Guéri.*

13. Rhumatisme fixé sur les hanches, semi-ankylose. *Traitement insuffisant.* *Amélioré.*

14. Rhumatisme général, affaiblissement considérable à la suite de deux atteintes successives à l'état aigu, et de fièvre typhoïde. *Guéri.*

15. A la suite d'un rhumatisme général aigu, le poignet et toute la main sont restés inertes et très-douloureux au moindre mouvement. *Guéri.*

16. Rhumatisme très-ancien des membres inférieurs, nécessitant l'usage de deux cannes. *Guéri.*

17. Rhumatisme ancien des deux épaules. *Guéri.*

18. Rhumatisme des lombes, du pouce et du bras. *Guéri.*

19. Constitution chétive, rhumatisme aigu général, impossibilité de tirer du sang, intolérance de l'aconit, du sulfate de quinine et de l'émétique, douleurs horribles. Le malade marche et sort au cinquième jour de traitement. *Guéri.*

20. Rhumatisme ambulant chronique. *Guéri.*

21. Rhumatisme de l'épaule et du poignet. *Guéri.*

22. Rhumatisme des membres inférieurs depuis plusieurs années, marche difficile, flexion pénible. *Guéri.*

23. Rhumatisme erratique chronique. *Guéri.*

24. Rhumatisme erratique chronique. *Guéri.*

25. Rhumatisme des deux membres inférieurs, marche pénible. *Guéri.*

26. Rhumatisme général d'apparence grave. *Guéri.*

27. Rhumatisme des deux genoux, gonflement de l'articulation. *Guéri.*

28. Rhumatisme erratique ancien. *Guéri.*

29. Rhumatisme des deux épaules et d'un bras. *Guéri.*

30. Rhumatisme de l'épaule gauche. *Guéri.*

31. Rhumatisme des deux jambes avec gonflement sans rougeur,

rendant tout mouvement impossible, constitution délabrée. *Traitement à reprendre.* *Amélioré.*

32. Rhumatisme des genoux, hydarthrose, faiblesse extrême de l'articulation. *Guéri.*

33. Rhumatisme lombaire et des jambes. *Guéri.*

34. Rhumatisme du cou et des épaules, sensation de froid. *Guéri.*

35. Rhumatisme de tout le pied et de la cheville. *Guéri.*

36. Rhumatisme vague général, état nerveux. *Traitement à reprendre.* *Amélioré.*

37. Rhumatisme erratique, mais se fixant souvent sur l'épaule droite, la jambe gauche et la tête; atonie générale. *Guéri.*

38. Rhumatisme vague, débilitation. *Guéri.*

36. Rhumatisme très-ancien fixé sur les deux hanches, semi-ankylose, douleurs vives rendant la marche très-pénible et presque impossible. Les douleurs ont cessé, la marche est plus facile. *Traitement à reprendre.* *Amélioré.*

40. Rhumatisme des hanches, raideur excessive des articulations, douleurs vives, marche très-pénible. Traitement insuffisant, néanmoins grande amélioration. *Amélioré.*

41. Rhumatisme aigu. *Guéri.*

SECTION 17e. — GOUTTE.

1. Goutte avec accès de plusieurs mois chaque année, hydarthrose. Les accès ont été moindres pendant longtemps, et aujourd'hui le malade les abrège par des sudations et des douches prises chez lui. *Traitement trop court.* *Amélioré.*

2. Goutte aux deux pieds, accès pendant lesquels le malade garde le lit ou la chambre pendant deux ou trois mois. Depuis le traitement, il y a eu des douleurs, mais le malade ne s'est jamais alité. *Traitement insuffisant.* *Amélioré.*

3. Goutteux ayant déjà eu plusieurs accès qui l'ont forcé de garder le lit pendant plusieurs semaines chaque fois. Les accès n'ont plus reparu, et le malade a pu chasser par tous les temps. Une fois, cependant, la douleur reparut à la chasse; le malade, habitué aux lotions froides, se frictionna avec de la neige et tout rentra dans l'ordre. *Guéri.*

4. Plusieurs accès de goutte, impossibilité de marcher pendant plus de quelques minutes et de s'accroupir. Deux ans se sont passés sans douleur, et le malade, se croyant guéri, n'a pas suivi le conseil que je lui avais donné de revenir au traitement. On m'assure que de nouveaux accès ont eu lieu. *Amélioré.*

5. Goutte ancienne, traitement pendant quelques jours seulement.

On ne s'étonnera pas du petit nombre de goutteux traités dans l'établissement, lorsqu'on saura que j'ai détourné beaucoup de ceux qui se sont présentés. Je crois à la curabilité de la goutte, mais il faut un traitement très-long, auquel peu de gens veulent se soumettre. Voulant éviter les insuccès produits par le défaut de persévérance, je me borne à prescrire un traitement que les malades peuvent faire chez eux et qui les soulage. Je l'ai indiqué ailleurs. Je serai désormais plus disposé à admettre les goutteux, car j'ai la conviction de les conduire plus promptement à bien avec les nouveaux moyens que possède l'établissement, combinés avec les traitements auxquels je faisais allusion, il n'y a qu'un instant.

SECTION 18e — MALADIES DE L'UTÉRUS.

1. Engorgement, abaissement, état catarrhal de la matrice. Menstruation irrégulière et très-pénible, débilité extrême, suite d'une affection ancienne des voies digestives. Douze ans de mariage, *stérilité. Trois enfants depuis.* *Guéri.*

2. Augmentation du volume de la matrice, ramollissement du col, plusieurs fausses couches, faiblesse générale; *deux enfants depuis.* *Guéri.*

3. Engorgement de la matrice, menstruation difficile, pertes blanches, mariée depuis huit ans; *stérilité, un enfant depuis le traitement.* *Guéri.*

4. Engorgement général de la matrice, antéversion, cinq ans de mariage, *stérilité; deux enfants depuis.* *Guéri.*

5. Engorgement et déformation de la matrice, allongement du col, surexcitation nerveuse, menstruation excessivement douloureuse, impossibilité de marcher, métralgie, état très-amélioré. *Le traitement devrait être repris, j'espère qu'il le sera.* *Amélioré.*

6. Abaissement considérable de la matrice, engorgement et ulcération du col, difficulté extrême à marcher. *Guéri.*

7. Engorgement de la matrice, catarrhe utérin, plusieurs pertes, *stérilité; grossesse depuis.* *Guéri.*

8. Engorgement de la matrice, abaissement, marche difficile; diminution considérable, traitement trop court; plus de nouvelles; j'attendais de nouveau la malade. *Amélioré.*

9. Engorgement de la matrice, déformation du col, stérilité. L'engorgement avait disparu, mais la stérilité a persisté. Je regrette qu'il

ne m'ait pas été donné de suivre cette malade, qui me semble dans de bonnes conditions pour avoir des enfants. (La stérilité peut tenir au mari.) *Guéri.*

10. Engorgement utérin, métralgie, surexcitation nerveuse extrême, affaiblissement, digestions difficiles. (Des circonstances particulières ont forcé la malade à s'adresser à un autre établissement dont elle a été peu satisfaite.) *Amélioré.*

11. Engorgement utérin, induration du col, antéversion, pertes blanches, *stérilité* après six ans de mariage; *un enfant depuis le traitement.* *Guéri.*

12. A la suite de couches, douleurs vives du ventre, à gauche (péritonite probablement et inflammation de l'ovaire); malgré un traitement énergique, persistance des douleurs, qui ont résisté aux eaux de Vichy, les douleurs se répandant à toute la cuisse gauche. Ovarite chronique, engorgement utérin, amélioration notable. *Traitement trop court.* Pas de nouvelles. *Amélioré.*

13. Engorgement, abaissement et déviation de la matrice, douleurs et pesanteurs du ventre et des reins. *Guéri.*

14. Engorgement mou de la matrice, leucorrhée, fausses couches à trois mois de gestation. *A porté jusqu'à terme.* *Guéri.*

15. Engorgement et déplacement de la matrice, surexcitation nerveuse, menstruation douloureuse, faiblesse générale, difficulté à marcher, maigreur extrême, difficulté des digestions. *Traitement à reprendre.* *Amélioré.*

16. Induration du col; déplacement en masse à droite, ramollissement de la muqueuse vaginale, leucorrhée très-abondante, granulations du col. *Guéri.*

17. Engorgement et déviation de la matrice, stérilité. *Traitement très-insuffisant.* Plus de nouvelles. *Amélioré.*

18. Déformation du col, abaissement, érosions, pertes blanches, surexcitation nerveuse. *Traitement à reprendre.* *Amélioré.*

19. Engorgement utérin, effacement du col : en voie de résolution, lorsque la malade est partie. Plus de nouvelles. *Amélioré.*

Je dois faire remarquer que les malades qui constituent cette section avaient déjà subi divers traitements sans succès. Plusieurs autres personnes qui se sont présentées, ont été renvoyées avec indication d'un traitement possible à suivre à domicile.

SECTION 19e — MALADIES DE LA PEAU.

1. Constitution plus que lymphatique, favus, eczémas aux cuisses, au ventre, aux aisselles, ophthalmie scrofuleuse, insuccès de tous les traitements; *observation remarquable.* *Guéri.*
2. Acné du dos et du corps, pustules. *Guéri.*
3. Impetigo sparsa. *Guéri.*
4. Acné du dos et la poitrine, eczéma. *Guéri.*
5. Impetigo, furoncles fréquents. *Guéri.*
6. Prurigo, plusieurs traitements sans succès. *Guéri.*
7. Dartres rongeantes, impetigo. *Guéri.*
8. Eruption pustuleuse mal déterminée. *Guéri.*
9. Eczéma général. *Traitement à reprendre.* *Amélioré.*
10. Impetigo sparsa, occupant les bras, les mains et les jambes. *Guéri.*
11. Dartre sèche de la poitrine. *Guéri.*
12. Couperose occupant toute la figure. La figure est nette; j'espère qu'il n'y aura pas de récidive. *Guéri.*

Les malades qui forment la section 19 ne sont venus à l'Établissement qu'après avoir essayé sans succès de plusieurs traitements. Je dois dire que, pour hâter et assurer la guérison, des médicaments sont souvent mis en usage en même temps que les moyens propres à l'Établissement.

SECTION 20e. — AFFECTIONS CATARRHALES.

1. Catarrhe de la vessie, faiblesse extrême, besoin incessant d'uriner. *Traitement à reprendre.* *Amélioré.*
2. Catarrhe pulmonaire. Séjour trop court, plus de nouvelles depuis le départ. *Amélioré.*
3. Catarrhe pulmonaire. *Guéri.*

Malgré les résultats annoncés par les hydropathes, j'avoue que le traitement hydrothérapique ne m'inspirait que peu de confiance, appliqué seul contre les affections catarrhales, à moins de lui donner un temps fort long. Maintenant que l'Établissement possède des étuves humides et sèches, à vapeurs de goudron, balsamiques et sulfureuses, au lieu de détourner les malades affectés de catarrhes, je les engagerai à se soumettre au traitement, convaincu de la puissance curative des divers moyens que je puis leur offrir; puissance plus grande, je crois, que celle des eaux recommandées en pareil cas, et qui, d'ailleurs, seront aussi administrées concurremment.

SECTION 21e.—MALADIES DE LA POITRINE.

1. Plusieurs fluxions de poitrine, grande facilité à s'enrhumer, crachements de sang fréquents, râles muqueux et sons crépitants dans divers points des poumons, affaiblissement extrême. Il y a six ans que ce malade a été en traitement. *Guéri.*

2. Toux continuelle, mais devenant parfois forte, constante et pénible, sèche en été, grasse en hiver; congestions pulmonaires fréquentes. Point de succès des saignées, des antispasmodiques, des eaux thermales. *Guéri.*

3. Petite toux sèche, continuelle; douleurs vagues dans la poitrine, sensation de serrement, amaigrissement, faiblesse du murmure respiratoire; état inspirant de vives craintes par sa continuité. Tubercules? *Guéri.*

4. Rhumes fréquents, deux fluxions de poitrine, toux habituelle, faiblesse générale, râle muqueux; faiblesse de la respiration, essoufflement. Tubercules? *Guéri.*

5. Fluxion de poitrine, hépatisation du poumon droit, plus de respiration de ce côté, si ce n'est un peu en haut; dépression notable du thorax, toux continuelle, crachats verdâtres, souvent tachés de sang; maigreur et faiblesse extrêmes; le malade peut à peine marcher. Aujourd'hui, il a repris ses habitudes et son embonpoint, la respiration s'étend partout, plus de toux. *Cas très-remarquable.* *Guéri.*

6. Plusieurs fluxions de poitrine, grande impressionnabilité, facilité extrême à s'enrhumer. *Guéri.*

7. Phthisie pulmonaire au troisième degré et laryngite. Ce malade, médecin de mérite, a quitté le Mont-Dore pour venir à l'Établissement, où il a suivi le traitement presque malgré moi, et sous sa responsabilité. Voix éteinte, toux continuelle, pas de sommeil, pas d'appétit, marasme, sueurs le matin, son très-clair sous les deux clavicules, gargouillement. Les forces, l'appétit et la voix ont reparu. Le malade part, ravi de sa résurrection; il reprend l'exercice de la médecine jusqu'en mars suivant. A cette époque, des accidents aigus du côté de la poitrine l'ont entraîné

au moment où, heureux du résultat obtenu, il me manifestait l'intention de revenir.

8. Plusieurs hémoptysies, toux continuelle, maigreur et affaiblissement extrêmes, matité sous les deux clavicules, rudesse de la respiration, expiration prolongée, essoufflement, sueurs nocturnes. Depuis deux ans, ce malade n'a toussé qu'à intervalles éloignés; il a repris ses occupations, ses forces et son embonpoint, mais il conserve une pâleur qui m'inspire des inquiétudes. Je n'ai pu le décider à suivre un nouveau traitement; il va, dit-il, très-bien. *Guéri.*

9. Jeune homme renvoyé d'une école spéciale dans sa famille comme atteint de tubercules du poumon. Hémoptysies, toux constante, matité à droite au sommet, respiration faible, pâleur et faiblesse extrêmes; mère et sœur mortes phthisiques. Tous les symptômes fâcheux ont disparu depuis deux ans. *Guéri.*

10. Phthisie avancée, séjour au lit pendant deux mois. La toux a cessé, la respiration est libre, la malade a repris à peu près ses habitudes; les règles ont reparu, ainsi que les forces, l'emponpoint et l'appétit. Je voulais soumettre la malade à un nouveau traitement; elle a résisté. Je ne la perds pas de vue. *Cas remarqupble* *Guéri.*

11. Phthisie au deuxième degré, hémoptysies répétées, perte des forces. Traitement insuffisant : la malade refuse de continuer; elle veut se marier, malgré mes observations. J'ai les craintes les plus sérieuses; la toux persiste. *Amélioré.*

12. Emphysème pulmonaire. *Sans résultat.*

13. Congestion pulmonaire; âge critique. Traitement à reprendre. *Amélioré.*

14. Phthisie au troisième degré. Renvoyé après un traitement peu prolongé et un peu d'amélioration. *Amélioré.*

15. Phthisie au deuxième degré : père, mère et sœurs morts phthisiques; laryngite. *En traitement.*

16. Phthisie au premier degré. *Guéri.*

17. Phthisie au deuxième degré. *Guéri.*

18. Phthisie au premier degré. *En traitement.*

19. Phthisie au premier degré. *Idem.*

20. Phthisie au deuxième degré. *Idem.*

21. Phthisie au premier degré. *Idem.*

Je tiens essentiellement à ce qu'on ne croie pas que je me borne à combattre les affections graves de la poitrine par les procédés hydrothérapiques. Je mets en usage, en même temps, le goudron, le tolu, l'huile de foie de morue, l'iode, l'iodure de potassium, l'iodure de fer, l'opium, le soufre, etc., selon les cas et selon les indications. Les affections de la poitrine, et de la phthisie spécialement, sont pour moi l'objet d'une étude toute particulière. Je les crois souvent curables, et conséquemment à cette conviction, j'ai organisé des moyens de traitement spéciaux, consistant en étuves sèches et humides, en étuves d'aspirations, appareils à inhalations, etc., etc. Le traitement de ces maladies est pour moi l'objet d'une préoccupation incessante, qui chaque jour me fait ajouter de nouveaux moyens, de nouveaux procédés à ceux existant déjà. J'appelle sur ce sujet l'attention toute spéciale de mes confrères. (*Voir la note de la page* 18.)

SECTION 22. — AFFECTIONS SCROFULEUSES.

1. Tumeur blanche du genou, impossibilité de faire un pas. En quittant la maison, la malade marchait sans canne. Plus de nouvelles directes; mais on m'a assuré l'avoir vue un an après faire une lieue à pied et sans boîter, pour aller à la messe. *Guéri.*

2. Ophthalmie scrofuleuse, ganglions suppurés et engorgés; insuccès de tous les traitements. *Guéri.*

3. Tumeur blanche du genou, impossibilité de marcher. Amélioration au bout de quelques semaines. Je n'ai plus revu la malade, que j'avais engagée à revenir. *Amélioré.*

4. Scrofufeux, carie du sternum, carie du coude gauche, ankylose. *Guéri.*

5. Ulcération au cou, carie du sternum et du coude droit avec gonflement considérable, atrophie du bras, ankylose. Traitement trop court, a fini néanmoins par guérir. *Guéri.*

6. Ulcérations scrofuleuses très-anciennes. *Guéri.*

7. Ulcérations et ophthalmie scrofuleuses, carie des os du pied; mère morte scrofuleuse et syphilitique. *Guéri.*

8. Etat lymphatique : engorgement énorme des deux genoux, douleurs, éruptions furonculeuses fréquentes. Traitement à reprendre. *Amélioré.*

9. Scrofuleux au suprême degré, couvert d'ulcérations et de caries; a quitté l'établissement au bout de huit jours.

10. État lymphatique, peu réglée, bouffisures, toux, étouffements, syncopes. Traitement à reprendre. *Amélioré.*

11. Carie des os du pied. *Guéri.*

12. Tumeur blanche du genou. *Guéri.*

L'iode, l'extrait de noyer, le brôme, l'or, le fer, etc., sont souvent, et suivant les indications, employés chez les malades de cette section, concurremment avec le traitement spécial de l'Établissement. C'est à cette association, croyons-nous, que nous devons les résultats heureux et rapides obtenus.

SEECTION 23e. — ANKYLOSES, ENTORSES, PLAIES, ULCÈRES.

1. Arthrite, blennorrhagie ancienne, séjour prolongé au lit, ankylose des deux articulations coxofémorales, tentatives malheureuses de rupture, douleurs vives, contractures musculaires, marche excessivement pénible et lente. Les douleurs ont à peu près disparu, la malade fait de longues courses à pied, la rapidité de la marche a gagné dans la proportion de 1 à 6 ou 8 : amélioration valant guérison. *Amélioration.*

2. Vieux ulcères des jambes, rebelles à tous les moyens. *Guéri.*

3. Vieux ulcères des jambes, rebelles à tous les moyens. *Guéri.*

4. Inflammation des deux articulations coxofémorales, ankyloses, douleurs vives, marche excessivement pénible. Les douleurs ont disparu, la marche est facile autant qu'elle peut l'être avec des ankyloses. *Amélioré.*

5. A la suite d'une luxation, et je crois même d'une fracture de l'épaule, malgré l'emploi de diverses eaux, le malade, ouvrier, était depuis quatre ans incapable de travailler. *Cas très-remarquable.* *Guéri.*

6. Ankylose des deux cuisses, douleurs passant parfois à l'état aigu. Suspendues pendant un an, ces douleurs se sont manifestées de nouveau. *Résultat passager.*

7. Double ankylose des cuisses. Cas resté fort obscur pour tous les médecins qui ont vu la malade. Amélioration dans les douleurs. *Amélioré.*

Je ne cite que pour mémoire un grand nombre de plaies et d'ulcères cicatrisés par les douches, les applications de compresses mouillées et les immersions, mais je ne puis omettre de mentionner deux cas de mutilation par explosion d'armes à feu, dans lesquels les irrigations continues d'eau froide, au moyen d'une fine douche mobile, m'ont permis de conserver les membres et d'obtenir la cicatrisation avec une rapidité inouïe, sans accident, sans fièvre, sans suppuration, et je dirai même sans douleur.

SECTION 24e. — DIVERS.

1. Mauvaise constitution primitive, syphilis ancienne, mal ou non traitée, accidents tertiaires méconnus, gonflement de la face comme éléphantiasique; douleurs excessives; carie des os de la face, issue de diverses esquilles volumineuses; séjour au lit de plusieurs mois, intelligence compromise, cas désespéré. Le malade a pu reprendre ses forces, et même un peu ses occupations. De nouvelles douleurs ont eu lieu vers la tête, produites probablement par le détachement de quelque nouvelle portion d'os. Mieux au moment où j'écris. *Observation des plus remarquables.* *Continuation du traitement.*

2. Incontinence d'urine. *Guéri.*

3. Ephidrose; bien portant en apparence, mais d'une pâleur et d'une faiblesse extrêmes; bouffissure. Ce malade rendait chaque jour une incroyable quantité de sueurs; usage immodéré des vêtements les plus chauds, même par les plus grandes chaleurs, pour se mettre à l'abri des refroidissements pendant ces transpirations immodérées de jour et de nuit; surexcitation nerveuse. *Cas rare et remarquable.* *Guéri.*

4, 5, 6, 7, 8, 9. Syphilis constitutionnelles de dates anciennes. *Guéri.*

10. Fièvre typhoïde parvenue au plus haut degré de gravité. Les médecins qui avaient vu la malade jusque-là l'avaient jugée perdue, et ont cru devoir se retirer lorsque je suis arrivé; un seul a bien voulu, sinon partager la responsabilité de mes actes, du moins m'assister jusqu'au bout. Ce cas produisit une grande émotion dans la ville. *Guéri.*

11. Fièvre typhoïde extrêmement grave. La jeune malade était arrivée à un tel état, que le curé de la paroisse la croyait morte. (J'ai publié cette curieuse observation.) *Guéri.*

12. Fièvre typhoïde très-grave; perte de la connaissance depuis plusieurs jours. *Guéri.*

13. Fièvre typhoïde très-grave. *Guéri.*

14. Fièvre typhoïde très-grave. *Guéri.*

15. Fièvre grave, délire et agitation extrême. *Guéri.*

16. Pertes séminales. *Guéri.*

ÉPOQUES DE TRAITEMENT.

Je dois répondre, en terminant, à une question qui m'a été souvent adressée : *Quelle est la saison qui convient au traitement?*

On peut dire, d'une manière générale, que toutes les saisons sont favorables, et cela s'applique surtout, je crois, à l'établissement de

Brioude, à cause de son organisation. J'ajoute, toutefois, que certains cas s'accommodent mieux d'une température plus élevée, tandis que le printemps, l'automne, et l'hiver même, conviennent davantage à quelques autres. Mais ce sont là des indications que le médecin seul peut saisir.

L'habitude dans laquelle j'ai été, pendant plusieurs années, de fermer l'Établissement au mois de novembre, pour ne le rouvrir qu'en avril, avait fait croire que, comme pour les eaux minérales, l'été seul convenait au traitement hydrothérapique. Ce n'était pas la croyance de l'inefficacité du traitement d'hiver qui me faisait agir de la sorte, mais bien la nécessité de faire de nouveaux travaux, et l'insuffisance de mon organisation. Maintenant, les choses sont disposées de telle façon que les appareils peuvent fonctionner en tout temps, que les diverses parties de la maison communiquent à couvert, et que les malades trouvent partout une température agréable, grâce à de nouvelles dispositions.

Je dois aussi redresser l'opinion fausse que se font quelques personnes éloignées sur la position et le climat de Brioude. Le nom de l'Auvergne entraîne avec lui l'idée d'un pays froid et montagneux. Il est loin, pourtant, d'en être ainsi. La position de la ville est des plus belles que l'on puisse voir : elle domine une riche et magnifique plaine qu'arrose la rivière d'Allier et que borde un pittoresque rideau de montagnes. Le climat est égal, facile, et l'on sait que la Limagne d'Auvergne a été souvent nommée le jardin de la France.

Enfin, les communications du centre de la France avec les autres parties, naguère longues et difficiles, sont devenues aujourd'hui promptes et commodes, par suite de la construction du chemin de fer Grand-Central, dont Brioude même est actuellement la tête.

RIGUEURS ET DIFFICULTÉS DU TRAITEMENT.

J'ai vu des malades se croire incapables de s'habituer aux rigueurs du traitement hydrothérapique ; la malveillance a même exploité ce moyen. Il me suffira de dire que j'ai souvent appliqué le traitement à des enfants, et qu'une petite fille de deux ans y a été soumise avec grand fruit et sans la moindre difficulté. Je n'ai jamais vu de malades se décourager, trouver trop rudes les débuts, et je les ai vus tous, au bout de très-peu de temps, s'y attacher, le continuer avec un plaisir réel, et le quitter avec regret.

TRAITEMENT DES MALADIES DE LA POITRINE.

Je désire appeler encore l'attention de mes confrères et des malades sur ce sujet.

Ainsi que je l'ai dit en divers passages de cet écrit, des dispositions spéciales ont été prises dans mon Établissement, en vue de la guérison des maladies graves de la poitrine, et de la phthisie en particulier. Rien de semblable, que je sache, n'a été tenté jusqu'à ce jour en aucun pays.

Entreprendre de guérir la phthisie! bien des incrédules vont se montrer. Les faits qui prouvent que la phthisie se guérit par les seules forces de la nature, se comptent par centaines dans les écrits les plus estimés; chaque jour paraissent de nouvelles observations de guérison bien constatée, et cependant, contradiction singulière! on abandonne sans secours les *poitrinaires*, on les considère comme voués à une mort inévitable.

Je ne crains pas de le dire : un très-grand nombre de poitrinaires peuvent guérir, j'en ai guéri beaucoup. Depuis plusieurs années, cette question m'occupe : j'ai compulsé les auteurs, j'ai consulté des confrères en France, en Angleterre, en Belgique, en Italie; partout j'ai retrouvé la croyance en la curabilité de la phthisie, partout on m'a montré des guérisons, partout j'ai vu déplorer l'abandon auquel sont livrés les malades.

Fort de l'opinion d'honorables confrères, fort de mes succès, encouragé par les hommes les plus compétents, j'ai organisé une partie de mon Établissement d'une manière spéciale. Déjà plusieurs malades, considérés comme voués à une mort certaine, y ont retrouvé la santé, et je ne désespère pas d'avoir bientôt à appliquer mes moyens de curation sur une plus vaste échelle et dans un Établissement tout-à-fait indépendant.

La phthisie tue, en moyenne, du cinquième au sixième de la population. N'est-ce pas faire acte d'humanité et de charité, que d'entreprendre de prévenir et de combattre une maladie qui frappe un aussi grand nombre de victimes, et qui les choisit de préférence au plus bel âge de la vie?

Je prépare en ce moment un travail dans lequel je prouverai, d'une manière irrécusable, j'espère, la curabilité de la phthisie. Je passerai ensuite en revue les divers moyens qui ont été conseillés jusqu'à ce jour contre cette terrible maladie, et enfin je ferai connaître ceux que j'emploie pour la prévenir lorsqu'elle est imminente, et la combattre lorsqu'elle est déclarée.

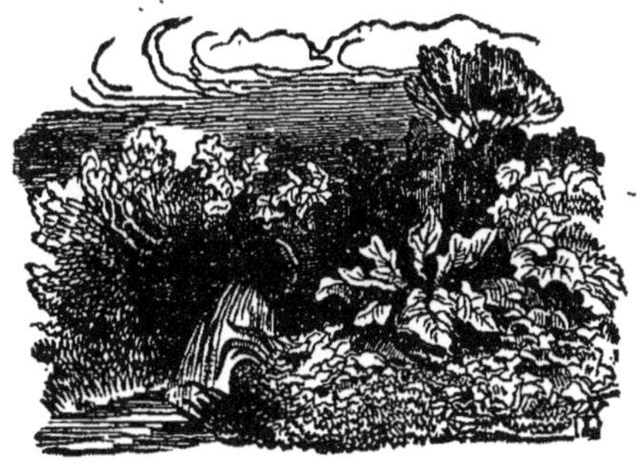

Clermont, typ. de Paul Hubler.